RECHERCHES CLINIQUES

PROPRES A DÉMONTRER QUE LE

SENS DU LANGAGE ARTICULÉ

ET LE PRINCIPE COORDINATEUR DES

MOUVEMENTS DE LA PAROLE

RÉSIDENT DANS

LES LOBULES ANTÉRIEURS DU CERVEAU,

PAR J. BOUILLAUD,

Doyen de la Faculté de médecine de Paris,
Professeur de Clinique médicale à l'hôpital de la Charité,
Membre de l'Académie nationale de médecine, etc.

—

Mémoire lu à l'Académie nationale de Médecine,
les 22 février et 7 mars 1848.

—

A PARIS,

CHEZ J.-B. BAILLIÈRE,

LIBRAIRE DE L'ACADÉMIE NATIONALE DE MÉDECINE,

17, rue de l'École-de-Médecine

—

1848.

EXTRAIT

DU BULLETIN DE L'ACADÉMIE NATIONALE DE MÉDECINE, T. XIII.

Paris. — Imprimerie de L. Martinet, rue Jacob, 30.

Recherches cliniques propres à démontrer que le sens du langage articulé et le principe coordinateur des mouvements de la parole résident dans les lobules antérieurs du cerveau.

ARTICLE PREMIER. — *Court aperçu historique.*

Messieurs, le 21 février 1825, c'est-à-dire, il y a déjà vingt-trois ans, mois pour mois et presque jour pour jour, que l'Académie voulut bien m'accorder la parole pour lui lire un mémoire ayant pour titre : *Recherches cliniques propres à démontrer que la perte de la parole correspond à la lésion des lobules antérieurs du cerveau, et à confirmer l'opinion de M. Gall sur le siége de l'organe du langage articulé* (1). Ce titre montrait bien que l'*opinion* de M. Gall était l'objet essentiel ou principal de mon travail. Mais dans le cours de ce travail, comme dans mon *Traité de l'encéphalite*, où peu de temps après je m'occupai de la même question, on ne tarde pas à s'apercevoir que, sous un de ses points de vue fondamentaux, le sujet que j'étudiais était à peu près complétement neuf, et n'avait jamais été touché du moins par l'observateur illustre que je viens de citer. Ce point de vue neuf, cet élément nouveau de la question consistait en ce que je *localisais* dans les lobules antérieurs du cerveau, non pas seulement, non pas précisément, comme l'avait fait Gall, la faculté en vertu de laquelle nous *créons*, nous *apprenons*, nous *retenons* des mots propres à représenter nos idées, nos sentiments, nos besoins, etc., mais une faculté pour ainsi dire *mécanique* ou *dynamique*, dont le rôle essentiel est de *coordonner* les mouvements si merveilleux, si compliqués, qui concourent à la production de la parole, et qu'exécutent de nombreux agents, dont la langue est, sans doute, l'un des principaux, mais non

(1) *Archives générales de médecine*, Paris, 1825, t. VIII, p. 25 et suiv.

le seul (le larynx, les lèvres sont ses principaux congénères).

J'ajouterai que ce point important de la question aurait dû fixer d'autant plus l'attention, que je signalais alors le désaccord qui se trouvait entre la nouvelle doctrine émise dans mes *Recherches cliniques* et celle que M. Flourens venait de formuler dans un ouvrage récent sur les *propriétés du système nerveux*, ouvrage dans lequel cet expérimentateur célèbre soutenait que le cerveau n'exerçait aucune influence immédiate et directe sur les mouvements, ne *coordonnait*, en d'autres termes, aucuns mouvements (1).

D'ailleurs pour faire ressortir, de la manière la plus claire et la plus évidente, la différence qui existe entre la faculté de *créer*, d'*apprendre* et de *retenir* des mots, et la faculté qui préside à l'articulation de ces mêmes mots, je disais qu'il n'est pas rare de voir l'une de ces facultés persister lorsque l'autre était abolie ou profondément lésée (2). « Au reste, poursuivais-je, mon dessein n'est pas d'approfondir ici toutes les hautes questions qui se rattachent à la grande faculté par laquelle l'homme se distingue entre tous les animaux; *j'ai voulu démontrer uniquement que les organes de l'articulation des sons puisent dans les lobules antérieurs du cerveau le principe de leurs mouvements compliqués*, et je crois y être parvenu (3). »

Telle était alors ma *croyance*, et si j'étais surpris de quel-

(1) M. Flourens soutenait alors que le cervelet était l'unique agent qui présidait à la coordination des mouvements, doctrine que je n'ai pas réfutée par des observations cliniques seulement, mais aussi par de très nombreuses expériences *directes*.

(2) « Peut-être, disais-je, que la substance grise des lobules antérieurs est l'organe de la partie intellectuelle de la parole, tandis que la substance blanche est l'organe qui coordonne les mouvements nécessaires à la production de la parole. » Ce n'est encore là qu'une *hypothèse*.

(3) Dans un autre endroit, je m'exprimais ainsi: « La coïncidence » constante de la perte de la parole avec la désorganisation des lobules » antérieurs et avec la désorganisation de cette portion seule du cer- » veau, prouve que *ces lobules sont véritablement le mobile premier, le* » *ressort et pour ainsi dire l'âme des instruments vivants de l'articulation des* » *sons.* »

que chose, c'est qu'une découverte aussi facile n'eût pas été faite par mes prédécesseurs (1).

J'étais dans une grande illusion en pensant que l'opinion proposée ne trouverait pas de contradicteurs sérieux ; mais j'étais encore à cet âge heureux où la vie intellectuelle, comme la vie morale, se compose en grande partie d'illusions, et c'est bien dommage que cet âge ne dure pas toujours, ou du moins plus longtemps.

Parmi ceux qui ne crurent pas pouvoir adopter l'opinion que j'avais proposée, et qui me semblait suffisamment démontrée, se rangèrent des hommes du plus haut mérite, et dont le nom seul fait autorité, tels que MM. Lallemand, Cruveilhier, Andral, dont le suffrage m'eût été si flatteur à la fois et si précieux.

Ce fut particulièrement pour réfuter, autant que mes forces me le permettaient, des objections parties de si haut, que je me présentai de nouveau dans l'arène. Je me fis un devoir de porter ma réponse devant ce même tribunal scientifique, qui avait bien voulu accueillir favorablement mon premier travail, et, le 29 octobre 1839, je lus à cette Académie un travail intitulé : *Exposition de nouveaux faits à l'appui de l'opinion qui localise dans les lobules antérieurs du cerveau le principe législateur de la parole ; examen préliminaire des objections dont cette opinion a été le sujet* (2).

Depuis la discussion à laquelle donna lieu mon nouveau mémoire au sein de cette Académie, je ne sache pas que mes savants collègues aient répondu à ma réfutation, ni publié de nouveaux faits à l'appui de leur système. Quant à M. Lallemand, dont tout le monde connaît assez la vive et pressante logique, après avoir examiné les faits qu'il m'objectait,

(1) A propos des observations de MM. Lallemand et Rostan, cités à l'appui de mon opinion, j'écrivais : « Ce n'est pas sans une vive satisfaction que je constatai l'accord parfait de leurs observations avec les miennes. Ce qui me surprit alors, c'est qu'il ne fût pas venu dans l'esprit de ces deux excellents observateurs de faire la facile découverte dont j'entretiens ici le lecteur. »

(2) *Bulletin de l'Académie de médecine*, t. IV, p. 282 à 328.

je sentis que le seul adversaire qu'on pût lui opposer avec succès, c'était lui-même, et c'est ce que je fis, en montrant que, sur *onze* nouveaux cas de lésion des lobules antérieurs contenus dans ses quatre dernières *Lettres sur l'encéphale*, etc., *dix* déposaient, d'une manière plus ou moins positive, en faveur de notre opinion, et que la déposition du onzième n'était pas aussi hostile qu'on pourrait le croire au premier abord.

Les choses en étaient là, du moins à l'Académie, lorsqu'il y a quelques semaines, notre savant collègue M. Ferrus lut un intéressant rapport sur un mémoire dans lequel M. Belhomme avait bien voulu prêter à notre opinion l'appui de son talent et de son expérience éclairée. L'Académie sait que ce fut à l'occasion de ce rapport et de la discussion dont il fut suivi, en mon absence, que je m'engageai à lui communiquer prochainement mes nouvelles recherches sur un ujet dont l'importance n'est contestée par personne, srecherches consciencieuses qui n'ont fait qu'ajouter encore aux éléments de conviction dont mes précédentes recherches étaient un fidèle exposé. Avant d'entrer directement en matière, consignons ici, comme point de départ, le résumé général et la conclusion de notre mémoire de 1389.

« Les observations au nombre de dix-huit, qui nous ont été opposées par MM. Cruveilhier, Andral et Lallemand, n'ont pu sortir pleinement victorieuses de l'épreuve à laquelle nous les avons soumises. Il en est même quelques unes qui, interrogées avec une nouvelle attention, ne déposent plus *contre* mais *pour* notre opinion. Toutefois, nous ne tenons pas à nous prévaloir de cet avantage; et, conformément à la saine philosophie scientifique, nous demandons uniquement que ces observations, ou, ce qui est la même chose, ces arguments, soient mis de côté et considérés comme non avenus.

» Cela bien entendu, notre opinion reste, comme devant, assez solidement assise sur les soixante-quatre observations rapportées en extrait ou simplement indiquées dans nos premières recherches. Mais ce n'est pas tout : treize observations nouvelles ont été consignées par nous dans les présentes recherches. Voilà donc un total de soixante-dix-sept cas dont nos adversaires auront à faire justice, de même que de notre côté nous avons essayé de réduire au silence les dix-huit observations qu'ils ont présentées comme nous étant contraires. Or, j'ose espérer que nos observations ou nos *arguments*, examinés avec sévérité, mais avec bonne foi, continueront aussi à témoigner en faveur de notre doctrine, de notre *théorie*, comme le disent quelques uns.

» Nous reconnaissons hautement que toutes nos observations n'ont pas une égale valeur, ne sont pas également propres à entraîner la conviction. C'est aux plus décisives que nos adversaires devront particulièrement s'attaquer: car que serait une victoire où les troupes d'élite de l'armée prétendue vaincue n'auraient encore essuyé aucune atteinte (1)?»

(1) Voici en note le reste du résumé : « Quoi qu'il en soit, étant admis avec nous que le principe, l'esprit législateur de la parole réside bien dans la région frontale du cerveau, si riche en autres facultés *spéciales*, nous ne saurons pas encore *le tout de la question*. En effet, quel est maintenant le point précis, le lieu *géométrique* où le pouvoir que nous venons d'indiquer a son siége? Et, supposé que ce siége soit bien tel qu'il a été déterminé, j'ai presque dit *deviné* par l'immortel Gall, qu'on nous assigne maintenant un nouveau siége précis aux lésions *partielles* de cet endroit du cerveau correspondantes aux lésions également *partielles* de la parole. (C'est ainsi, par exemple, que certains mots seulement, soit de choses, soit de personnes, soit de lieux, soit de faits, ne peuvent être articulés, et ont, pour ainsi dire, disparu complétement des archives de l'entendement et de la mémoire, tandis que les autres s'y sont parfaitement conservés.) Certes, la solution de ces problèmes de détail ne nous paraît rien moins que prochaine.

» Je ne terminerai pas la tâche que je m'étais imposée sans avouer que je n'ai guère l'espérance de voir ce nouveau travail convertir à mon opinion les maîtres dont je me suis appliqué à réfuter les objections et leurs disciples. Tous n'ont pas, je le sais, une assez forte somme de temps disponible pour l'acquisition d'une conviction éclairée et formée dans une matière aussi délicate, et qui donne une prise si facile à la controverse. En effet, pour acquérir solidement la vérité dans cette question, comme dans toutes les autres, on ne saurait trop répéter qu'une condition de première nécessité, une condition *sine quâ non*, c'est de consacrer à l'étude de son sujet un temps suffisant, et il en faut beaucoup

Pour rendre mon nouveau travail aussi digne que je le pouvais de cette savante assemblée, je n'ai reculé devant aucune fatigue. J'ai de nouveau soumis mon opinion à l'épreuve de plusieurs centaines de faits contenus, soit dans les recueils sur les maladies des centres nerveux, soit dans d'autres ouvrages non spéciaux, soit dans les journaux de médecine; j'ai recueilli pour ma part de nouveaux faits, d'autres m'ont été communiqués par des confrères ou de jeunes élèves, auxquels j'en adresse publiquement mes remerciements (1).

pour bien recueillir soi-même de *nombreuses* observations, pour compulser, méditer, discuter, peser, analyser les *nombreuses* observations recueillies par d'autres, et pour déduire enfin d'une grande masse de faits sainement *interprétés* quelques *lois* ou principes généraux. Ce n'est réellement qu'à cette dure condition qu'il est permis de se prononcer, en toute connaissance de cause, sur un sujet tel que celui dont nous venons de traiter. Pourquoi faut-il qu'en tout temps et en tout lieu la classe des hommes de labeur soit d'une minorité aussi effrayante?

» Qu'on réfléchisse bien à tout ce qu'il en coûte pour la découverte et la propagation d'une vérité, et l'on cessera de s'étonner du petit nombre d'*élus* que comptent à leur origine les nouvelles idées, quelque solides qu'elles soient en elles-mêmes. Et pourquoi, dira-t-on peut-être, se tant tourmenter à la recherche de la vérité? *Le doute n'est-il pas le plus doux oreiller sur lequel puisse reposer une tête bien faite?* N'en déplaise à l'illustre philosophe périgourdin et à ses disciples, non; en médecine, le suprême effort de l'esprit humain ne doit pas aboutir à la stérile conquête du doute; non, notre dernier mot ne doit pas être: *Que sais-je?* Cette molle philosophie ne saurait prévaloir en pareille matière. Dans les sciences d'observation dont la médecine fait partie, le doute n'est et ne peut être qu'un état transitoire. Gloire éternelle à ces hommes de mâle entendement et de patience infatigable qui, par la voie d'une rigoureuse *démonstration*, nous retirent de cet état pénible, de cette sorte de *purgatoire intellectuel*, pour nous ravir avec eux dans ces hautes et lumineuses régions où règne la *certitude*, la *conviction* et partant la *science réelle et la vérité.* •

Depuis bientôt dix ans que ces lignes sont écrites, tout ce qui s'est passé n'a que trop confirmé mes prévisions et mes réflexions. On le verra plus loin.

(1) Pour ne parler en ce moment que des faits publiés dans les ouvrages de MM. Lallemand (268), Rochoux (89), Rostan (88), Prost (6), et dans mon *Traité de l'encéphalite* (45), et de vingt-six cas nouveaux que je

Parmi ces faits, j'en ai trouvé, et en très grand nombre, qui, par défaut de détails, d'exactitude, de précision, ne prouvent ni pour ni contre ; ils sont pour ainsi dire neutres et ne comptent que pour mémoire.

J'en ai trouvé de douteux, en bon nombre aussi, et j'ai placé dans une catégorie à part ces malheureux faits à double tranchant, avec lesquels on ne peut guère frapper ses adversaires sans courir le risque de se blesser soi-même, et qui, en dernière analyse, ne peuvent servir de base à une doctrine quelconque.

J'en ai trouvé un nombre des plus imposants en faveur de l'opinion que je défends, faits dont la valeur offre d'ailleurs divers degrés.

Enfin, j'en ai trouvé un très petit nombre par rapport à ces derniers, qui sont contraires et que l'on peut considérer comme des exceptions. Or, un examen approfondi de ces faits m'a démontré que la contradiction, selon toutes les vraisemblances, pour ne pas dire plus, tenait à ce qu'ils n'avaient pas été recueillis avec toute l'exactitude désirable, de sorte qu'encore ici c'est, je crois, le cas de répéter que les *exceptions confirment la règle au lieu de la détruire*.

Je mets sous les yeux de l'Académie cette levée en masse, j'ai presque dit cette armée de faits ainsi rangée en bataille. Mais, comme elle le pense bien, je lui ferai grâce de l'immense majorité d'entre eux, et je lui rapporterai aussi brièvement que possible d'ailleurs ceux dont elle a besoin pour pouvoir se former une opinion suffisamment éclairée, et prononcer en toute connaissance de cause. Une première division contient les faits sur lesquels a roulé la discussion de 1839 et que je persiste à présenter, attendu qu'ils n'ont point été mis hors de combat, et que même la plupart n'ont pas

rapporterai plus loin, on trouve que leur chiffre total est de 522. Joignons-y les faits contenus dans les ouvrages de MM. Andral (tome V de la *Clinique médicale*), Abercrombie (*Traité des mal. de l'encéphale,* Paris, 1835), Durand-Fardel (*Traité du ramollissement du cerveau*, Paris, 1843), et nous aurons une masse de 700 à 800 observations qu'il nous a fallu dévorer.

été attaqués. Dans une seconde division ont été placés ceux que j'ai réunis depuis l'époque indiquée et qui sont nouveaux pour l'Académie (1).

ARTICLE SECOND. — *Faits particuliers à l'appui de l'opinion de l'auteur.*

Je disais un peu plus haut que le nombre des faits que j'avais trouvés favorables à l'opinion soutenue dans ce travail, était des plus imposants. Avant d'aller plus loin, expliquons-nous sur ce point d'une manière plus précise, c'est-à-dire suivant la méthode arithmétique. Eh bien, pour ne parler que des observations relatives à la lésion des lobules antérieurs suffisamment détaillées pour servir de base à une discussion sérieuse, je dirai qu'en 1839 leur chiffre s'élevait déjà à 59. Ajoutez 26 cas nouveaux que j'ai réunis depuis l'époque citée jusqu'au moment actuel, et vous aurez un total de 89 cas environ suffisamment circonstanciés, dans lesquels une lésion plus ou moins profonde de la parole a coïncidé avec une altération plus ou moins profonde et plus ou moins étendue des lobules antérieurs du cerveau. Depuis 1839, deux faits nouveaux seulement ont été opposés à cette doctrine, et je montrerai plus loin que, réduits à leur juste valeur, ils ne lui portent aucune atteinte grave. Quant aux cas dans lesquels on a vu la parole persister malgré la lésion *isolée* des deux autres lobules du cerveau (moyen et postérieur), ils sont réellement innombrables.

§ Ier. — Observations déjà rapportées ou citées.

Ces observations au nombre de 59 ont été rapportées : 1° dans les *Lettres* de M. Lallemand sur l'encéphale, au nombre de 30 ; 2° dans l'ouvrage de M. Rostan sur le ramollissement du cerveau au nombre de 13 ; 3° dans l'ouvrage de M. Rochoux sur l'apoplexie au nombre de 3 ; 4° dans mon

(1) Quelques uns de ces faits ont été publiés, il est vrai ; mais comme ils n'ont pas été employés dans les discussions soulevées au sein de l'Académie, il m'est permis de les considérer comme nouveaux. Les autres n'ont encore été publiés nulle part.

Traité de l'encéphalite au nombre de 12 (Plus deux dans mon mémoire de 1839 (1)).

1° Observations consignées par l'auteur dans le Traité de l'encéphalite.

Je ne ferai que les rappeler ici, aimant mieux insister sur celles de ceux de mes confrères, pour éviter autant que possible le reproche de prévention favorable. Sur les 45 observations contenues dans cet ouvrage, il y en a 17 de relatives à des lésions des lobules antérieurs du cerveau. J'en retranche 6 empruntées aux ouvrages de MM. Lallemand et Rostan, et qui se retrouveront plus loin. Il en reste 11 qui sont autant d'exemples de lésion de cette faculté coïncidant avec une altération des lobules antérieurs du cerveau. (Obs. IV, VII, VIII, XIX, XXX, XXXVI, XXXVIII, XXXIX, XL, XLI, XLII.)

2° Observations de M. Rochoux.

Première observation. — Ramollissement de la *partie antérieure de l'hémisphère gauche du cerveau*, consécutif à un épanchement de sang dans le corps strié du même côté. (J'a copié textuellement le titre donné à cette observation par M. Rochoux (2)).

---

(1) Quelques unes de ces observations ont été publiées à la fois dans deux des ouvrages ci-dessus indiqués, ce qui en réduit le chiffre à 50 environ.

(2) Voici la description détaillée : « Le tiers moyen et antérieur de la moitié gauche du corps calleux et la portion de l'hémisphère qui entoure la moitié *antérieure* du corps strié étaient changés en une matière d'un blanc grisâtre, pultacée, extrêmement molle, sans trace de suppuration et sans odeur. Cette désorganisation avait à peu près un demi-pouce d'épaisseur dans toute son étendue, et son volume total était au moins celui d'un très gros œuf. Le corps strié gauche offrait à la réunion de son tiers antérieur avec ses deux tiers postérieurs, au-dedans du ventricule, un sillon transversal, d'une ligne de profondeur, de sept ou huit lignes de longueur, dont le fond était d'un jaune-rouge pâle ; la partie du corps strié qui se trouvait en avant de ce sillon était beaucoup plus petite que la partie correspondante du corps strié, opposé. Une incision pratiquée dans le sillon conduisit dans une espèce

D'abord, *pas de réponse aux questions*, plus tard quelques mots sans suite, puis pas de parole : paralysie du côté droit

Une femme de soixante-deux ans avait eu, neuf ans auparavant, une attaque d'apoplexie avec paralysie du côté droit (1), lorsque, le 23 juillet 1813, son mari la trouva immobile sur sa chaise, *ne répondant pas*, paraissant entendre, et regardant d'un air hébété. Aucune amélioration les jours suivants.

28, jour de l'entrée à la maison de santé : paralysie du côté droit ; *entend, mais ne répond pas* ; pouls à 84 ; du sommeil, de l'appétit. 29, même état. 30, elle prouonce quelques mots sans suite.

31, 1ᵉʳ *août*, 2 *et* 3. ELLE NE PARLE PLUS ; 4, 5, 6 et 7, paraît s'affaiblir ; pouls à 100.

8, respiration stertoreuse et mort.

Deuxième observation. — A la partie *antérieure et externe de l'hémisphère gauche*, tumeur grosse comme un œuf, arrondie, aplatie, remplie de sang, qui, dans certains endroits, paraissait y être contenu comme il l'est dans la rate, et, dans d'autres, était en petits grumeaux. L'ensemble de cette tumeur était d'un rouge-brun et d'une fermeté remarquable. En de-

de caverne irrégulièrement allongée, d'un pouce environ de longueur, d'un demi de largeur, qui occupait le tiers moyen et une portion du tiers antérieur du corps strié, à quatre ou cinq lignes de distance de sa partie interne, et saillante dans le ventricule. Cette caverne était traversée par un grand nombre de liens celluleux et vasculaires, contenant dans leurs mailles quelques gouttes de sérosité jaunâtre. Cicatrisées de la sorte, ses parois offraient une couleur *d'acajou* pâle, dans l'épaisseur de trois ou quatre lignes, et là, la substance cérébrale avait une grande densité, reprenant en dehors son organisation ordinaire.

La portion de la caverne *antérieure au sillon transversal était contenue dans cette partie de la pulpe encéphalique qu'affectait le ramollissement.* Le reste de la masse encéphalique n'offrait aucune altération.

Trois ou quatre onces de sérosité à la base du crâne ; une onee et demie environ dans les ventricules latéraux.

(1) Au bout d'un temps assez long, la malade put marcher, en traînant toutefois la jambe, mais elle ne recouvra jamais l'usage du bras droit.

hors, elle adhérait légèrement à l'arachnoïde, rouge et un peu épaissie. En dedans, elle s'était creusé dans l'hémisphère une dépression où elle était presque entièrement logée... La substance médullaire, en rapport avec la tumeur, était jaunâtre, mollasse, dans l'épaisseur de quelques lignes. Le reste de la masse encéphalique, qui était d'un volume considérable, n'offrait aucune altération. Environ une once de sérosité limpide dans chaque ventricule latéral.

D'abord, *parole embarrassée, puis presque nulle;* enfin, *aphonie;* imbécillité; pas d'hémiplégie *caractérisée.*

Burdet, âgé de soixante-cinq ans, est admis à la maison de santé, le 1er août 1811, dans l'état suivant (1) : faiblesse considérable plus marquée du côté droit; bouche un peu tournée à gauche, *parole embarrassée,* nulle suite dans les idées, pouls naturel, sommeil, appétit.

1er *septembre.* Les symptômes ont fait des progrès; état complet d'imbécillité.

18. Le malade est plus faible encore et garde continuellement le lit; *il ne parle presque plus;* toujours bon appétit. Pas de changement sensible jusqu'au 15 octobre.

19. Le malade tombe dans l'assoupissement, ne paraît plus entendre, ce qu'il avait fait jusque là; *aphonie;* pouls à 100. Les jours suivants, les forces tombent peu à peu, et le malade s'éteint tranquillement le 23.

Troisième observation, empruntée à la thèse de M. Richarme. — Dans l'épaisseur du *lobe antérieur de l'hémisphère gauche,* en dehors du corps strié et du ventricule latéral correspondant, foyer assez grand pour contenir un petit œuf de poule, rempli soit de sang liquide noirâtre,

---

(1) Deux ans auparavant, cet homme avait reçu un coup à la tête, qui l'étourdit, sans cependant lui faire perdre connaissance. Il n'éprouva rien pendant les quinze ou seize mois qui suivirent ce coup. Mais six mois avant son entrée, douleurs et pesanteurs de tête; d'abord peu fortes et passagères, et, a de longs intervalles, de légers moments d'absence. Insensiblement, ils étaient devenus plus rapprochés et se prolongeaient davantage.

tres méninges ; le cerveau, coupé par tranches, laissait voir çà et là des cercles roses ou jaunâtres.

Deuxième observation. — L'hémisphère gauche présente *antérieurement* : 1° Sur la partie latérale externe, une saillie prononcée dans la région de plusieurs circonvolutions ; 2° un kyste jaunâtre qui lui correspond, du volume d'une petite noix, et contenant un épanchement ancien ; 3° un autre épanchement plus récent, formé d'un caillot noirâtre (ces deux épanchements sont *superficiels*) ; 4° un autre épanchement plus antérieur, placé dans l'épaisseur de la substance corticale ; 5° à la partie *antérieure* et *supérieure* du lobe antérieur, la substance blanche est *poreuse*, à peu près comme la pierre-ponce. Couche optique, rougeâtre, boursouflée à sa partie antérieure, où elle offre l'aspect de la substance encéphaloïde ; ramollissement du corps strié dans une petite étendue. — La substance corticale de l'hémisphère droit offre, surtout *en avant*, une teinte rougeâtre à sa superficie, et sa consistance est tellement diminuée, qu'en la râclant avec le scalpel, elle s'enlève comme du beurre ; couche optique saine ; le corps strié présente en haut des adhérences avec la paroi opposée du ventricule ; il est ramolli au-dessous de ces adhérences, un peu rouge dans le reste de son étendue.

Grave lésion de la parole ; impossibilité d'achever une phrase commencée, etc.

Madame Poteau, âgée de 75 ans, perdit tout à coup connaissance, en décembre 1822, et fut portée à l'infirmerie avec un engourdissement léger dans les membres. Après une amélioration assez marquée, renvoyée à son dortoir, elle présentait l'état suivant : Air hébété ; *la parole était encore embarrassée, et la mémoire la trahissait à chaque instant ;* cependant elle avait la conscience de son état, et prévenait même ceux qui s'entretenaient avec elle que ses idées, à peine conçues, expiraient tout à coup. Elle pouvait mouvoir librement la langue dans tous les sens ; lorsque cette femme avait entrepris une phrase, et qu'elle s'arrêtait tout à coup, il était facile de la compléter, car ses idées avaient toujours un sens raisonnable. M. Lembert, qui a recuelli cette observation, avait soin de lui dire le mot qui l'embarrassait ; mais malgré cette précaution, elle ne pouvait achever elle-même sa phrase (1).

La maladie resta stationnaire pendant près de deux mois ; mais les symptômes s'aggravèrent dans le mois de février 1823, et la malade rentra à l'infirmerie avec de la fièvre. Les membres inférieurs et le bras gauche jouissaient de leurs mouvements, tandis que le bras droit était fortement contracté, demi-fléchi et rapproché du tronc, phénomène que la malade avait constamment présenté depuis deux ans qu'elle était à la Salpétrière : *ses phrases étaient toujours incomplètes.* Elle s'affaiblit graduellement ; le bras gauche conserva la liberté de ses mouvements, lesquels participaient seulement à la faiblesse générale ; le droit resta dans l'état indiqué ; les membres inférieurs ne pouvaient être mus en totalité. On remarquait seulement des mouvements partiels des orteils ; la sensibilité était intacte dans tous les membres. La mort survint, le 19 mars, au milieu de phénomènes dits adynamiques.

4° *Observations de M. Lallemand.*

Première observation. — Deux épanchements sanguins à la partie *antérieure externe de l'hémisphère gauche*, et ramollissement de la substance environnante. — *Conservation de l'intelligence des questions, mais impossibilité de répondre, malgré la liberté des mouvements de la langue,* etc.

La nommée Mouton, âgée de cinquante-quatre ans, *perdit tout à coup l'usage de la parole,* le 1ᵉʳ novembre 1817, et

---

(1) « J'ai conclu de là, dit M. Lembert, que l'état de la malade ne dépendait pas seulement de l'oubli des mots, mais plutôt de l'avortement subit et complet de la mémoire des idées et des mots. »

M. Lembert ne parait pas se douter que la difficulté ou l'impossibilité de *coordonner* les mouvements nécessaires à l'articulation de certains mots aurait suffi pour produire le phénomène singulier qu'il s'efforce d'expliquer, même en supposant que la mémoire des mots et des choses n'eût éprouvé aucune atteinte.

vint à l'Hôtel-Dieu quatre jours après. Elle entendait parfaitement ce qu'on lui disait; mais quand elle voulait répondre, *elle ne rendait que des sons inarticulés, un bruit confus semblable à celui que produisent les sourds-muets;* en même temps elle gesticulait avec beaucoup de vivacité, s'impatientait bientôt quand on ne la comprenait pas, montrait du doigt sa langue, levait les épaules, et s'enfonçait sous ses couvertures. Sa gaieté n'était cependant pas altérée, car elle riait de tout. Les mouvements de la langue étaient faciles (1). *Les mouvements des membres avaient conservé toute leur force et leur vivacité;* la peau n'avait rien perdu de sa sensibilité. Le pouls était petit, faible, assez fréquent, irrégulier et variable d'un moment à l'autre.

Le 5 novembre, cinquième jour de la maladie (4 sangsues derrière chaque oreille; le soir, vésicatoire à la nuque). Point de changement notable. — Le sixième et le septième jours, même état. (*Sinapisme au mollet.*) —Le huitième jour, *lavement laxatif*; dans la journée, elle prononce quelques monosyllabes, tels que *oui*, *non*.

Neuvième jour. — Paralysie complète du mouvement de tout le côté droit, sans roideur, sensibilité obtuse de la peau; pâleur de la face; distorsion de la bouche entraînée à gauche; renversement des yeux. (*Saignée d'une palette et demie environ.*)

Dixième jour. —Insensibilité complète de la peau du côté paralysé; strabisme. (*Lavement laxatif.*)

Onzième jour. — Même état. (*Même prescription*, de plus *sinapismes aux mollets.*)

Douzième jour. — Mort.

Autopsie cadavérique. — Vaisseaux de la dure-mère et de l arachnoïde très injectés; arachnoïde soulevée par de la sé-

---

(1) M. Lallemand note que la pointe de cet organe, en sortant de la bouche, se déviait un peu à droite. Comme il n'existait aucune paralysie des membres ni du visage, et que, d'ailleurs, les mouvements de la langue étaient faciles, cette déviation de la pointe de la langue est un phénomène tout à fait insolite, en pareil cas, et d'ailleurs insignifiant pour notre objet.

rosité infiltrée entre elle et la pie-mère. On incise dans tous les sens la protubérance cérébrale et les prolongements antérieurs et postérieurs, sans rencontrer ni épanchement de sang, ni altération de la substance cérébrale. On n'observe non plus rien de remarquable dans le cervelet ni dans l'hémisphère droit du cerveau ; mais à gauche, la pie-mère était adhérente dans une étendue de trois à quatre pouces, à la surface du cerveau *dans la partie antérieure et externe du lobe antérieur*. En la détachant, on enleva une partie de la substance corticale ; vis-à-vis de cette adhérence, le cerveau était entièrement ramolli. Au milieu de cette espèce de bouillie, *près des circonvolutions cérébrales, existaient deux épanchements de sang du volume d'un pois*. La substance cérébrale environnante était ramollie jusqu'au milieu du centre ovale de Vieussens, où elle était jaunâtre, c'est-à-dire dans une étendue de trois pouces et demi environ. — Les ventricules latéraux ne contenaient pas beaucoup de sérosité, mais l'arachnoïde qui les tapisse était couverte de granulations fines.

Réflexions.—Que l'on se rappelle maintenant les lésions de la parole signalées au commencement de cette observation, et l'intégrité des facultés intellectuelles ainsi que la liberté des mouvements de la langue ; qu'on les rapproche de l'altération de l'un des lobules antérieurs du cerveau, la seule qui existât évidemment au moment de l'entrée, et l'on sera réellement surpris de ce que, à l'éclatante lumière d'un fait tel que celui-ci, l'observateur ingénieux, le penseur profond qui l'a recueilli n'a pas découvert, entrevu du moins un étroit rapport entre l'altération de la région cérébrale indiquée et le désordre *spécial* que présentait la faculté de parler. Or, non seulement cette espèce particulière de trouble de la parole n'a pas été rattachée par notre savant confrère à sa véritable cause, savoir l'impossibilité de coordonner les mouvements nécessaires à l'articulation des sons ; mais il l'a attribuée à une cause tout à fait gratuite, c'est-à-dire à la paralysie du côté droit de la langue.

Deuxième observation.—A la partie antérieure de l'hémi-

sphère gauche, deux petits caillots dans la substance grise; ramollissement de la partie postérieure du ventricule du même côté ; épanchement sanguin à la surface supérieure des deux hémisphères ; *conservation de l'ouïe et de l'intelligence des questions, mais impossibilité d'y répondre autrement que par des sons inarticulés, bien que la langue n'ait pas perdu entièrement sa mobilité* (1).

M. ·W....., âgé de soixante-dix ans , est apporté à l'Hôtel-Dieu, le 4 novembre 1815. Il voit et *entend très bien ; mais il fait de vains efforts pour répondre, et ne rend que des sons inarticulés ;* sa langue, qu'il tire avec difficulté, est légèrement déviée à droite (2) ; la commissure des lèvres est un peu tirée à gauche ; la bouche est presque toujours en mouvement ; le membre supérieur droit est immobile et insensible, excepté à la partie externe et inférieure de l'avant-bras ; la cuisse et la jambe sont aussi immobiles , mais la peau de la jambe a conservé plus de sensibilité que celle de l'avant-bras ; les muscles du bras gauche ont perdu de leur énergie. Du reste, pouls à peu près naturel , toux légère (*décoction de café dans une infusion de sureau ; arnica avec acét. d'ammoniaque et sirop de quinquina ; 12 sangsues derrière les oreilles*). Le soir, on remarque de la roideur dans les membres paralysés, surtout lorsqu'on veut les étendre.

La maladie datait de quatre jours.

5*e jour.* Le malade paraît ne plus entendre, et la vue est presque entièrement perdue ; le bras droit est tout à fait insensible. Pendant la nuit, commencement de mouvements convulsifs de la face, qui augmentent le matin. Ils ne durent qu'un instant, et reviennent chaque cinq minutes environ, en commençant par les muscles sourciliers, puis gagnant les paupières, tous les

(1) Le résumé de l'observation, placé en tête, porte : *Paralysie de la langue* et de la moitié droite du corps. On verra plus loin que la langue n'était point paralysée à un degré qui la rendît inhabile au rôle qu'elle ouc dans l'acte de la parole.

(2) Combien n'existe-t-il pas de cas où cette simple gêne des mouvements de la langue n'empêche nullement la prononciation !

muscles de la face, les lèvres, enfin le muscle sterno-mastoïdien gauche. Alors la tête est tournée à droite, la bouche déviée à gauche, et les yeux, immobiles et insensibles à la lumière, se dirigent à droite pendant toute la durée de l'accès; la respiration est très laborieuse ; l'inspiration surtout exige de grands efforts musculaires, ce qui paraît tenir à un spasme du larynx coïncidant avec la contraction des muscles de la face et du cou. Le malade semble alors menacé d'asphyxie (*valériane ; sirop de quinquina ; pilules de camphre ; décoction d'arnica*).

Sixième et septième jours. — Les convulsions continuent, mais un peu moins fortes. Il se joint aux symptômes une roideur comme tétanique du cou, qui maintient la tête fortement renversée en arrière. (Mort dans la journée du septième jour.)

Autopsie cadavérique. — La surface supérieure des hémisphères du cerveau est recouverte d'un épanchement sanguin assez considérable. *A la partie antérieure de l'hémisphère gauche, du sang est épanché dans la substance grise et forme deux caillots séparés, chacun du volume d'une aveline.* Autour de chaque caillot, la substance cérébrale est fort injectée, pénétrée de sang comme infiltré. — A la partie postérieure du ventricule gauche, la pulpe cérébrale est ramollie, réduite en une espèce de bouillie presque diffluente sous le scalpel, de manière à laisser une cavité en forme de ventricule accidentel.

Réflexions. — Dans son commentaire, après avoir passé en revue les autres circonstances de cette observation, M. Lallemand arrive à la perte de la parole, et s'exprime ainsi : «Quant à la perte de la parole, il est évident que c'était le premier symptôme de la paralysie qui, successivement, a envahi tout le côté droit, puisque c'était le même côté de la langue qui était paralysé, et qu'elle a été produite par la même cause, c'est-à-dire le ramollissement qui existait à gauche. »

On voit par cette réflexion que M. Lallemand ne soupçonnait pas même la véritable cause de la perte de la parole, et qu'il l'attribuait encore à la paralysie d'un des côtés de la langue.

circonstance qui, comme nous l'avons montré, et comme la clinique le confirme tous les jours , ne suffit point pour abolir la parole, la langue n'étant d'ailleurs que l'un des agents qui concourent à l'exécution de cet acte si compliqué. D'un autre côté, on sait que la langue peut jouir de toute sa mobilité, bien que la parole soit entièrement abolie, et l'observation suivante, également empruntée à M. Lallemand, nous en fournira l'exemple le plus convaincant.

Troisième observation. — *Adhérence* de la dure-mère à l'arachnoïde, et de l'arachnoïde au cerveau, vis-à-vis du *lobe antérieur gauche,* endurcissement de la substance grise, ramollissement de la substance blanche.

Diminution de la mémoire et embarras de la parole.

Birat, tailleur, âgé de cinquante-cinq ans, était sujet à une hématurie. Deux jours après un retour de cette hémorrhagie qui eut lieu le 6 janvier 1818, et qui se supprima presque aussitôt, on s'aperçut d'une *diminution notable dans la mémoire du malade, avec douleur fixe et profonde vers la partie antérieure de la tête.* Lorsqu'il entra à l'Hôtel-Dieu, le 6 février, la commissure gauche des lèvres était un peu tirée vers l'oreille du même côté. *La langue sortait sans dévier à droite ni à gauche. Cependant la parole était embarrassée, la mémoire confuse, le malade oubliait ce qu'il venait de dire; les réponses, quoique justes, étaient tardives ; du reste, la sensibilité et la myotilité étaient intactes;* pouls petit et vibrant; bon appétit, sommeil tranquille. (*Boisson laxative et délayante, douze sangsues à l'anus.*)

Amélioration sensible pendant onze jours. Dans la nuit du douzième jour, on trouva le malade mort dans son lit, sans que rien eût annoncé une fin aussi prochaine.

Autopsie cadavérique. — La dure-mère était adhérente à l'arachnoïde dans l'étendue d'une pièce de trente sous vers la *partie inférieure du* LOBE ANTÉRIEUR (1) de l'hémisphère

____

(1) Ces mots du *lobe antérieur* ne se trouvent pas dans le texte. Mais la suite prouvera qu'ils ont été oubliés à tort, ils se trouvent d'ailleurs dans le résumé placé par M. Lallemand, en tête de l'observation.

gauche ; dans cet endroit, la substance corticale adhérente à l'arachnoïde était endurcie , comme cartilagineuse ou squirrheuse. Au contraire, toute la substance blanche sous jacente *de ce même lobe antérieur gauche* (1) était considérablement ramollie. Le reste de cet hémisphère ainsi que tout celui du côté opposé étaient de consistance naturelle, mais fortement injectés.

Réflexions.—Quelle observation claire et concluante ! Cependant, dans ses réflexions, M. Lallemand ne dit absolument rien du rapport qui peut exister entre l'altération d'un des lobes antérieurs, seule altération du cerveau, et le trouble de la parole et de la mémoire, seule lésion fonctionnelle qu'il ait signalée.

On ne saurait trop regretter que M. Lallemand n'ait point discuté, sous le point de vue qui nous occupe, je ne dis pas toutes les observations que nous avions invoquées, mais du moins toutes celles contenues dans ses propres recherches. Puisque, comme il le dit lui-même, la question lui semblait importante , au lieu de se contenter de l'effleurer, il appartenait à ce mâle génie de la creuser, de l'approfondir, et de la parcourir dans tous ses replis.

Quoi qu'il en soit, en présence des faits que nous venons d'emprunter à MM. Rostan et Lallemand, qui ne sera étonné, comme je disais l'être moi-même dans mes premières recherches (1825), que ces savants observateurs n'aient pas aperçu le rapport qui existe entre l'espèce de perte de la parole dont il s'agit en ce moment et la lésion des lobules antérieurs du cerveau ?

§. II. **Nouvelles observations à l'appui de l'opinion de l'auteur.**

Je me propose . dans ce paragraphe , de faire connaître de nouvelles observations qui, depuis 1839, époque de ma seconde lecture à l'Académie, sont venues déposer en faveur de l'opinion que je soutenais. J'en ai réuni vingt-six , parmi lesquelles j'en retrancherai quatre, parce qu'elles ne m'ont pas paru suffisamment précises. (J'aurais pu retrancher également la *douzième.*)

Première observation (1). — *Coup de fleuret vers le milieu de l'arcade sourcilière. — Perte immédiate de la parole ; hémiplégie.* — « M. Duméril rend compte d'un fait qu'il vient d'avoir occasion d'observer.

« Un soldat, en faisant des armes avec un de ses camarades qui s'était servi d'un fleuret non boutonné, fut légèrement blessé à la paupière supérieure droite, à peu près vers le milieu de l'arcade sourcilière. La plaie ne parut qu'une simple égratignure ; à peine la cicatrice en est-elle sensible ; il n'en coula pas de sang. Cependant le militaire tomba paralysé à l'instant. (Le lendemain il y avait hémiplégie complète du côté gauche.) *Il perdit la parole* et l'usage de l'œil du côté blessé (2). M. Duméril regarde ce fait comme analogue à celui dont *Camérarius* a consigné l'observation dans les Éphémérides des curieux de la nature. »

Deuxième observation (3). — *Abolition de la parole par la compression de la partie antérieure du cerveau.* — « En 1829, lorsque j'étais interne à l'hôpital Saint-Louis, dit M. Cullerier, on apporta la nuit un homme de quarante à cinquante ans, qui venait de se tirer un coup de pistolet à bout portant dans la tête.

» Le coronal et une partie de l'un des pariétaux avaient été enlevés et laissaient voir les lobes antérieurs du cerveau

(1) Cette observation, malheureusement incomplète, appartient à M. le professeur Duméril. Elle a été insérée dans le *Bulletin* de la faculté de médecine, le 17 janvier 1811.

(2) « Le malade a été conduit aux eaux thermales, il en a éprouvé quel-
» que soulagement. *La langue a repris ses mouvements ; la déglutition et*
» *la parole sont plus faciles.* Les membres gauches exécutent également
» de légers mouvements. » D'après ces derniers détails, on serait porté à croire que, dans ce cas et ses analogues, la perte ou le simple embarras de la parole, tiennent à la paralysie plus ou moins complète des mouvements de la langue ; nous avons clairement démontré qu'il n'en est rien. La langue alors se meut très librement et la *déglutition* n'est aucunement gênée. Mais à l'époque où cette observation fut recueillie, on n'avait aucune idée de la véritable cause qui dérange l'articulation des sons dans des cas pareils, savoir l'impossibilité de *coordonner* les mouvements compliqués nécessaires à cette merveilleuse opération.

(3) Elle a été recueillie par M. Cullerier, alors interne.

dépouillés de la dure-mère d'un côté, recouverts encore de cette membrane, en partie, de l'autre.

» Cet homme ne répondait pas aux questions que nous lui adressions, mais il parlait beaucoup, et nous distinguions très bien les mots cœur, trèfle, carreau, atout, qu'il prononçait sans cesse. Nous apprîmes qu'il sortait d'une maison de jeu où il avait beaucoup perdu.

» Curieux de savoir quelle influence aurait sur la parole la compression du cerveau, nous la fîmes avec une large spatule, de haut en bas et un peu d'avant en arrière, sur la partie qui était à découvert.

» En comprimant modérément, la parole semblait mourir sur les lèvres, mais en comprimant brusquement et fort, non seulement la parole manquait, mais les mots même étaient coupés subitement. Nous répétâmes plusieurs fois l'expérience, et toujours avec le même résultat.

» Au bout de deux heures cet homme mourut et à l'autopsie on trouva un épanchement sanguin considérable à la base du crâne (1). »

Troisième observation (2). — *Ramollissement à la face inférieure du lobe antérieur et du lobe moyen gauches, entre ces deux lobes, c'est-à-dire au niveau de la scissure de Sylvius. — Perte de la parole avec conservation de l'intelligence des questions.* — Un jeune homme de vingt-et-un ans, affecté d'une grave maladie de poitrine, pour laquelle il était entré à l'Hôtel-Dieu, le 27 mars 1826 ou 1827, perd tout à coup connaissance, le 4 avril suivant, et lorsqu'il revient à lui, il se trouve paralysé du côté droit du corps (la joue et les lèvres de ce côté participent à la paralysie). *Le malade ne répond que par signes aux questions qu'on lui fait, à diverses reprises.*

La parole ne revient point les jours suivants. — Le 14 avril, la mort arrive. Le malade avait continué jusque là

(1) « Ce fait, ajoute M. Cullerier, a été constaté par mon collègue M. Filassier qui était de garde et qui, je crois, a rédigé l'observation complète. »

(2) Observation recueillie et communiquée par M. Horteloup, alors élève interne.

a donner des preuves du retour complet de son intelligence, et la *parole n'était point revenue*. Quand il voulait boire, il montrait de la main non paralysée son pot de tisane, et quand on lui demandait comment il allait, il portait la même main au côté paralysé, soulevait le bras de ce côté comme pour indiquer qu'il y avait toujours immobilité.

Autopsie cadavérique.— A la face inférieure du lobe antérieur et du lobe moyen gauches, entre ces deux lobes, c'est-à-dire au niveau de la scissure de Sylvius, existait un ramollissement en partie incolore, en partie coloré, ayant environ un grand pouce de diamètre, dans tous les sens et quatre à cinq lignes de profondeur. La substance nerveuse semblait avoir été dissoute et avoir disparu. Les couches optiques et le corps strié étaient sains, ainsi que le cervelet et la protubérance annulaire.

Parmi les réflexions que ce fait a suggérées à l'auteur, on trouve les suivantes : « Le point important en physiologie, » *c'est la perte de la* VOIX *et de la parole avec la persistance de* » *l'intelligence, de la sensibilité et la paralysie du mouvement.* » Assurément ces quatre facultés n'ont pas leur siége dans le » même point du cerveau, car les unes ont été abolies, les » autres étant intactes. L'abolition de la voix *articulée* ne tient » pas à l'oubli des mots, il restait la mémoire. Ce fait vient à » l'appui de l'opinion de M. Bouillaud qui pense que la voix » a un organe spécial dans le cerveau, et que cet organe » existe dans le lobule antérieur du cerveau. La persistance » des facultés tient-elle à ce que la lésion n'occupait que la » partie inférieure des lobes antérieurs, point qui, suivant » M. Gall, n'est pas destiné à la production des hautes fa- » cultés qui distinguent l'homme (1) ? »

Quatrième observation (2). — *Poche hydatidiforme occupant les trois quarts antérieurs de l'hémisphère cérébral gauche. Embarras très grand de la parole avec conservation de l'intel-*

(1) Malheureusement, l'honorable auteur de cette observation manque d'une précision suffisante dans les termes et dans les choses, et toutes les circonstances ne sont pas assez exactement déterminées, analysées, pesées. Tant c'est chose difficile que l'exactitude en médecine !

(2) Observation recueillie par M. Bernard, alors interne.

ligence des questions. — Marie Foubert, âgée de six ans et demi, entra à l'hôpital des Enfants, le 28 juin 1823. Elle éprouvait depuis trois ans des tremblements continus dans tous les membres, était très irascible, ne se plaignait d'aucune douleur et jouissait d'ailleurs d'une santé assez satisfaisante. Au mois d'août 1822, les membres inférieurs commencèrent à s'affaiblir, les tremblements augmentèrent et se changeaient parfois en véritables convulsions. Plus tard, et par des progrès insensibles, ces mêmes membres se paralysèrent complétement. La bouche se tourna à droite, et la parole s'embarrassa. A son entrée à l'hôpital, la malade présentait un embonpoint considérable : visage plein, coloré, comme hébêté, yeux brillants, écoulement involontaire et abondant de salive avec affaissement paralytique d'un côté de la face, décubitus sur le dos, immobilité complète avec agitation involontaire et comme convulsive des membres, qui sont d'ailleurs souples et flexibles ; sensibilité obtuse, facultés intellectuelles presque nulles ; cependant la malade reconnaît les personnes qui l'environnent, rit pour la moindre cause et aime que l'on s'occupe d'elle. *Sa parole est gênée au point que l'on comprend difficilement ce qu'elle dit.* L'appétit est bon ; les urines et les matières fécales sont rendues involontairement ; le sommeil tient de l'assoupissement. Cet état présenta peu de changement jusqu'à la mort de la malade, qui arriva inopinément, le 5 juillet, dans la nuit. Le soir elle avait beaucoup ri et avait voulu que ses compagnes la coifassent bien.

Autopsie cadavérique, vingt-huit heures après la mort. Le temporal gauche était tellement aminci dans sa portion écailleuse, qu'il fut possible de reconnaître à travers sa substance une fluctuation évidente. Le crâne s'ouvrit dans cet endroit pendant qu'on le *sciait*, ce qui donna issue à dix ou douze onces de sérosité, d'une limpidité extrême et légèrement salée. De nouveaux efforts pour enlever les os du crâne firent sortir par la même voie une hydatide de la grosseur d'un œuf de poule, à demi remplie d'une sérosité semblable à la précédente, et dont les parois, en partie déchirées par la pression, avaient une ligne d'épaisseur. *Une vaste poche hyda-*

l'idiforme, occupait les trois quarts antérieurs de l'hémisphère gauche du cerveau. Elle était rompue au point correspondant au temporal, et c'est à travers cette rupture que s'étaient échappées et la sérosité et la tumeur hydatique, dont il a été fait mention plus haut. Cette poche était en rapport, par ses faces antérieure, supérieure et externe, avec la dure-mère, qui était saine, et par ses faces postérieure, inférieure et interne avec la substance blanche du cerveau. L'épaisseur de la couche cérébrale, qui la séparait du sillon longitudinal, était d'environ trois lignes ; elle allait en augmentant d'avant en arrière, pour se continuer avec la partie postérieure de l'hémisphère du cerveau qui, dans cet endroit, avait un pouce et demi d'épaisseur. Une couche, épaisse de quelques lignes, séparait la base du kyste d'avec le ventricule gauche. Le cerveau semblait avoir subi une véritable perte de substance dans le point que ce kyste occupait ; celui-ci avait environ trois lignes d'épaisseur dans les différentes parties de son étendue ; il était demi-transparent, d'un blanc-nacré, peu dense, comme gélatineux, et composé, en apparence, de plusieurs lames superposées, mais difficiles à isoler. Sa face externe était lisse : l'interne l'était aussi dans la majeure partie de son étendue, mais recouverte, en plusieurs points, de plaques semblables à des couches d'albumine à demi concrète, d'un blanc-mat, à surface *granulée comme celle d'une framboise*, de largeur variable (les plus grandes avaient environ un pouce de diamètre), épaisses de quelques lignes, réunies les unes aux autres de manière à former une espèce de chapelet, peu adhérentes aux parois du kyste et d'un tissu plus dense. Les adhérences de ce kyste avec le cerveau et la dure-mère étaient si faibles qu'on l'en détachait avec la plus grande facilité ; la substance cérébrale était ferme et peu injectée : les ventricules contenaient une certaine quantité de sérosité. Le cervelet et la moelle épinière étaient sains.

Cinquième observation (1). — *Ramollissement, suppuration du*

____

(1) Cette observation et les deux suivantes sont extraites d'un paragraphe que M. Ph. Boyer vient d'ajouter à l'article consacré par son

lobe antérieur de l'hémisphère gauche du cerveau. — Perte de la parole. —« En l'année 1830 ou 1831 (1), j'ai vu, dit M. Ph. Boyer, à l'hôpital de la Charité, un jeune homme qui avait reçu dans

illustre père aux plaies de tête. (*Traité des mal. chirurg.*, t. IV; 5ᵉ édit.). Ce paragraphe a pour titre : *De la localisation des plaies du cerveau et de la moelle épinière.* L'auteur commence par les réflexions suivantes:

« La lésion des parties profondes antérieures des hémisphères cérébraux paraît avoir une influence directe sur la parole et la mémoire. M. le professeur Bouillaud a fait ressortir la valeur de ces lésions sur la volition de la parole, et il pense que l'organe législateur de la parole est dans les lobules antérieurs du cerveau. Cette opinion de M. le professeur Bouillaud a été contestée, mais je ne trouve pas qu'elle ait été convenablement combattue. J'ai vu chez l'homme deux faits qui viennent à son appui. »

(1) C'est en 1828 que le fait dont il s'agit s'est passé. A cette époque, je suivais l'hôpital de la Charité, et j'assistai à l'ouverture du cadavre du malade. Mais comme je ne l'avais pas observé pendant la vie, je m'étais abstenu jusqu'ici de rapporter ce cas à l'appui de mon opinion. Le voici d'après les notes que j'ai conservées. Les détails sur ce qui a eu lieu, avant la mort, me furent alors donnés par un des observateurs les plus distingués de notre époque, M. le docteur Reynaud, que la capitale envie à la province (département du Puy) où il exerce depuis longtemps la médecine.

Le 23 juillet 1828, on fit l'ouverture d'un jeune homme de vingt à vingt-cinq ans, qui avait succombé dans le service de chirurgie à l'hôpital de la Charité. Ce jeune homme avait reçu dans l'orbite gauche un coup de parapluie tellement violent, que l'œil était sorti de cette cavité. Il survint des mouvements convulsifs dans les membres et à la face et *une perte constante de la parole.* Le malade comprenait, dit-on, les questions, mais ne pouvait y répondre. La fièvre accompagna les accidents cérébraux. Vers le huitième jour, perte de connaissance, respiration stertoreuse et mort.

Examen cadavérique. — Attrition de toutes les parties contenues dans l'orbite ; fracture du fond de cette cavité où l'on voit un trou par lequel le bout du parapluie avait pénétré *dans le lobule antérieur gauche du cerveau, jusque vers l'extrémité antérieure du ventricule latéral correspondant. Le lobule indiqué était ramolli et suppuré.*

Traces de méningite à la base du cerveau au-devant du mésocéphale et autour des nerfs voisins (épaississement, infiltration purulente de la pie-mère, fausses membranes). Les lésions indiquées s'étendaient jusqu'à la scissure de Sylvius, d'où elles remontaient vers l'hémisphère gauche, à la convexité duquel elles s'arrêtaient. (On trouva quelques plaques pseudo-membraneuses isolées dans la cavité même de l'arachnoïde.)

la paupière supérieure de l'œil droit, autant que je puis me le rappeler (1), un coup porté avec un parapluie. Le bout de la canne du parapluie avait traversé la paupière supérieure, la graisse de la voûte de l'orbite, et brisé l'os qui forme cette voûte. Dans les premiers moments, il ne survint aucun accident du côté du cerveau. *Le malade ne pouvait parler : il remuait bien la langue et cet organe faisait toutes ses fonctions ; mais il y avait impossibilité d'articuler aucune parole.*

Le malade écrivait pour demander tout ce dont il avait besoin, et il faisait remarquer qu'il avait sa mémoire, mais qu'il lui était impossible de prononcer des mots. Cet état dura quelques jours, après lesquels le malade tomba dans le coma et mourut. L'examen du cerveau fit voir que cet organe avait été blessé dans la partie antérieure de l'hémisphère correspondant à la blessure de l'œil et qu'un abcès s'était formé dans cette partie, au-devant du ventricule latéral, dont il était isolé.

Sixième observation. — Le 17 novembre 1841, on apporta à l'hôpital Saint-Louis un homme qui avait reçu, quinze jours avant, un coup de pied de cheval à la racine du nez..... La plaie, réunie immédiatement, à en juger par le peu de largeur de la cicatrice, était complétement guérie. La racine du nez était ecrasée et enfoncée, comme chez les individus qui ont perdu la lame perpendiculaire de l'ethmoïde. A son entrée à l'hôpital, *le malade ne parlait pas et ne prononçait aucun son.* Les membres supérieurs et inférieurs étaient affectés de contractions violentes et spasmodiques ; il y avait de la carphologie. Les personnes qui amenèrent le malade dirent qu'après avoir reçu le coup de pied de cheval, il avait été fortement saigné, et que pendant quinze jours il était resté bien portant. Elles ajoutèrent que la veille du jour de son entrée, il était allé en foire, et qu'étant à manger dans une auberge, il avait été pris subitement des accidents qui existaient maintenant, et que la cessation complète de la parole et de la voix avait été instantanée. Lorsque l'élève de garde voulut monter dans la voiture où se trouvait le malade au moment où on l'a-

---

(1) C'était l'œil gauche, comme on l'a vu dans la note ci-dessus.

mena à l'hôpital, les personnes qui l'accompagnaient dirent que c'était inutile, « car il ne vous parlera pas, depuis hier il ne dit rien. »

Elles ne purent, du reste, donner aucun renseignement sur la cause de cette aphonie. Le malade avait les lèvres et la langue fuligineuses. Malgré l'emploi des purgatifs et d'une saignée, le malade mourut dix heures après son entrée. — L'examen du cerveau fit observer un abcès dans la partie antérieure d'un des hémisphères cérébraux. (L'observation n'indique pas le côté.) Cet abcès était dans la substance même du cerveau, comme chez le malade de l'observation précédente, et il n'avait aucune communication avec le ventricule correspondant. »

Septième observation.— « A côté de ces deux faits, dans lesquels les blessés avaient perdu la parole, je vais, dit M. Boyer, en placer un troisième dans lequel le blessé avait perdu la mémoire. Il avait conservé la faculté de parler, mais il ne le faisait pas parce qu'il avait oublié les mots. Un jeune homme reçoit dans la racine du nez, en tombant d'une escarpolette, un coup qui brise les os du nez. Le blessé perd immédiatement connaissance et il ne parle plus. Il est apporté à l'hôpital Saint-Louis, où il est traité par les saignées et les purgatifs répétés. Au bout de quatre à cinq jours, le malade a recouvré toute sa connaissance, mais il ne peut parler ni exprimer par écrit ce qu'il veut, il a oublié les mots destinés à exprimer les choses. Il faut, quand on veut lui faire comprendre ce qu'on lui demande, frapper fortement son intelligence, et alors on parvient avec peine à obtenir une réponse par signes. Il ne sait plus son nom ni le lieu de sa demeure. Peu à peu, on lui apprend de nouveau à parler, et à mesure que le moment de l'accident s'éloigne, le souvenir des mots revient ; mais il n'en est pas de même du souvenir des choses. Il ne se rappelle rien de ce qu'il a vu ou fait avant l'accident, et cependant il se souvient, le lendemain, d'avoir vu la veille sa mère ou ses amis qu'il avait méconnus. J'aurais voulu garder le malade jusqu'au moment d'un rétablissement presque complet ; mais sa famille a voulu l'emmener, et lui-même désirait quitter l'hôpital. Au moment

de sa sortie, il avait recouvré la mémoire de toutes les monosyllabes et d'un grand nombre d'autres mots, mais nullement
celle des faits (1). »

Huitième observation (2). — *Coup de feu traversant la partie
antérieure des lobes du cerveau.—Perte instantanée de la parole.*
— Morel, soldat au 3ᵉ chasseurs d'Afrique, reçut, en juin
1838, un coup de feu à la tête ; la balle, entrée à la partie
antérieure de la tempe gauche, sortit au même point du
côté opposé, après avoir traversé les lobes antérieurs du
cerveau : la substance du cerveau s'échappait par les deux
ouvertures du crâne. Morel, qui, pendant les premières minutes qui suivirent le coup de feu, avait perdu connaissance,
reprit l'usage de ses facultés, *hormis* celles de l'olfaction et
de *l'articulation des mots.* Il reconnaissait ses camarades et
entendait tout ce qu'ils disaient. Son capitaine, sur l'invitation
de M. Bonnafont, lui parlant des faits antérieurs à l'accident,
Morel y répondit en secouant la tête et en agitant les bras,
après avoir fait de vains efforts pour parler.

Morel conserva sa connaissance durant cinq heures environ, puis il tomba dans un coma profond, et mourut dix-
huit après sa blessure.

Neuvième observation. — Un sous-officier au 17ᵉ léger, re
çut, le 20 juin 1840, un coup de feu : *le projectile traversa de
bas en haut le lobe antérieur du côté droit et la portion supérieure du lobe gauche correspondant.* Immédiatement après
l'accident, *il y eut perte de la parole ;* le malade entendait ce
qu'on lui disait, puisque, à chaque question, il poussait une
espèce de grognement, qui semblait être plutôt un signe
d'impatience que le désir de répondre.

M. Bonnafont ne vit qu'un instant le blessé, lequel mourut en arrivant à la ferme de Mouzaïa, où il fut évacué.

(1) « Ces faits, dit M. Ph. Boyer, sont totalement en faveur de l'opinion de M. le professeur Bouillaud. »

(2) Cette observation et les cinq suivantes ont été publiées par
M. Bonnafont, chirurgien-major, dans *l'Union médicale* du 9 février 1847.
(*Mémoire sur quelques points d'anatomie pathologique du cerveau, tendant
à prouver que les lobes antérieurs sont les organes législateurs de la parole
et de la mémoire.*)

Dixième observation. — Un homme de cinquante ans fut admis comme aliéné à la maison centrale de Nantes en 1836 ou 1837. Au moment de son entrée, il parlait avec quelque difficulté, mais se faisait néanmoins bien comprendre. Peu à peu *la prononciation s'embarrassa de plus en plus, de telle sorte que dix-huit mois avant sa mort, arrivée en janvier* 1841, *il ne se faisait comprendre que par signes.* A l'autopsie cadavérique (1), on trouva *à la fosse coronale gauche, une tumeur osseuse du volume d'une grosse noix, dont la pression avait fait disparaître presque en totalité le lobe correspondant du cerveau et déprimé fortement celui du côté opposé.*

Onzième observation. — M. le docteur Dalmas, en 1843, communiqua à M. Bonnafont, son ami, une observation qu'il avait recueillie pendant qu'il était chargé d'un service à la Salpêtrière, et dans laquelle il s'agit d'une femme de cinquante-cinq ans qui, depuis plusieurs années, *avait complétement perdu l'usage de la parole*, à l'exception de ce seul mot qu'elle répétait sans cesse : *Miot! miot!*

A l'autopsie cadavérique, M. Dalmas trouva les deux lobes antérieurs atrophiés et nageant dans une grande quantité de liquide.

Douzième observation. — Un sergent au 2ᵉ léger reçut, le 31 décembre 1839, un coup de feu à la tempe droite, à un pouce environ au-dessus du pavillon de l'oreille. Après avoir fracturé le crâne, la balle avait traversé le cerveau de haut en bas et d'arrière en avant. Un des camarades du blessé, très étonné de le voir répondre tout de travers aux questions qu'on lui adressait, bien qu'il s'exprimât encore assez facilement, en fit la remarque à l'aide-major du régiment, qui fit appeler M. Bonnafont pour constater le fait avec lui. Le blessé répondait très exactement aux questions qui n'exigeaient de sa part aucun effort de mémoire ; mais pour celles qui avaient pour objet un fait accompli depuis quelques jours seulement, il faisait de vains efforts pour se le rappeler, et il répétait à chaque instant : « C'est drôle comme j'ai

(1) Elle fut faite par M. Bouchet, médecin en chef de l'établissement. M. Bonnafont pense que M. Bouchet a dû conserver précieusement le crâne.

perdu la mémoire ! » Si l'on insistait pour obtenir une réponse qu'il ne pouvait donner, il finissait par se fâcher en disant que *c'était un sort qu'on lui avait jeté* (1).

Treizième observation. — Un sous-officier au régiment des zouaves, au moment de l'explosion d'une mine, fut renversé par un éclat de rocher, qui vint le frapper à la région temporo-pariétale gauche, fractura les os en les enfonçant dans l'intérieur du crâne, où ils occasionnèrent une grande compression de la substance du cerveau. Pendant huit mois que ce sous-officier séjourna à l'hôpital, voici, d'après son récit à M. Bonnafont, ce qui se passa : Il fut plusieurs jours sans connaissance, et lorsqu'elle lui revint, il y voyait à peine et n'entendait rien ; il avait, en outre, si bien perdu la mémoire, qu'il ne se rappelait même pas la cause de son accident ; peu à peu cependant la vue se rétablit, tandis que la surdité a persisté. Quant à la perte de la mémoire, elle est telle que le blessé, qui a fait de bonnes études et qui, au dire de ses parents, aurait récité de longues tirades, tant de prose que de vers, ne se rappelle maintenant absolument rien. M. Bonnafont lui a vu faire les plus grands efforts pour chercher à se souvenir d'un événement qui l'avait fort impressionné la veille, sans pouvoir y parvenir ; souvent même sa mémoire lui fait défaut pour se rappeler ce qu'on lui a dit à un plus court intervalle.

La parole, quoique assez facile, laisse cependant beaucoup à désirer pour la prononciation de certains mots que ce jeune homme prononçait bien avant l'accident ; ajoutons qu'il écrit correctement les mots qu'il ne peut articuler qu'avec une grande difficulté.

M. Bonnafont admet donc, avec nous, que les lobules antérieurs constituent l'organe central qui préside à la parole ; mais nous laissons à notre confrère la responsabilité des termes dont il se sert pour formuler sa conclusion (2).

(1) Ce sous-officier succomba deux jours après sa blessure dans un état comateux avec fièvre. Malheureusement, on n'eut pas le temps de pratiquer l'autopsie cadavérique. Cette observation est, d'ailleurs, du nombre de celles qui ont trait aux lésions de la *mémoire* plutôt qu'à celles de la parole.

(2) Voici cette conclusion : « Il résulte des observations qui précèdent

Quatorzième observation (1). — *Coup de feu au-dessus de l'arcade sourcilière gauche; embarras notable dans l'articulation des mots; perte de la mémoire*, etc. : *ramollissement des deux tiers du lobe antérieur du cerveau.* — Un voltigeur au 13ᵉ régiment léger, fut admis à l'hôpital d'Oran, le 25 juillet 1841. Cinq jours auparavant, il avait reçu un coup de feu au-dessus de l'arcade sourcilière gauche. Le projectile (balle de plomb) avait pénétré dans le crâne à la profondeur de 3 centimètres environ. La balle fut extraite, ainsi qu'une lame osseuse détachée de la table interne du frontal. Avant ces opérations, pratiquées le jour de l'admission du blessé, il existait un état comateux, qui diminua sous l'influence d'une large saignée. On remarque alors que le malade *éprouve une difficulté extrême à prononcer les mots;* la motilité et la sensibilité paraissent intactes. L'intelligence était singulièrement diminuée.

26. L'assoupissement est dissipé; la parole est devenue plus facile, mais, chose singulière, *la mémoire paraît en partie perdue;* le blessé *a oublié ce qui s'est passé la veille, même l'opération qu'on lui a pratiquée ;* embarras notable des mouvements de la langue dans l'articulation des mots (2) : il demande à manger.

27. Un quart-d'heure après avoir mangé, il ne se rappelle pas s'il a mangé.

28. Il ne répond aux questions que par des monosyllabes et il n'a pas recouvré la mémoire.

29. Il se plaint d'une douleur assez vive à la partie antérieure du cerveau; la langue est sans déviation et ses mouvements sont très faciles; cependant, *toujours difficulté ex-*

que la partie antérieure des lobes antérieurs du cerveau serait, comme l'ont dit avant nous plusieurs physiologistes, et notamment M. le professeur Bouillaud, le siége principal de la *parole*, tandis que la partie postérieure des mêmes lobes serait celui de la *mémoire*. Ce dernier fait nous semble moins démontré que le premier. »

(1) Cette observation et la suivante ont été publiées dans la *Gazette des hôpitaux* (26 janvier 1847 , par M. Haspel, médecin adjoint à l'hôpital de Mascara.

(2) Un peu plus haut, on a cependant noté que *la parole est devenue plus facile.*

trême pour articuler les mots et perte complète de la mémoire ; on remarque un commencement de paralysie dans les membres droits ; la sensibilité y est affaiblie.

30. Nuit agitée ; il se plaignit continuellement de douleurs vives et incessantes dans la tête.

1ᵉʳ août. Même état.

2. Coma et mort.

Nécropsie. — La partie de la substance cérébrale qui termine *en avant l'hémisphère gauche est creusée d'une cavité occupée par un détritus, un mélange de matière cérébrale ramollie, de sang et de pus.* Tout autour, dans l'étendue des deux tiers environ du lobe antérieur gauche, la substance cérébrale est ramollie ; les couches optiques et les corps striés nous paraissent intacts (1).

Quinzième observation. — Un soldat du 15ᵉ léger entre à l'hôpital d'Oran en 1841. Interrogé sur le début de sa maladie, *il mettait beaucoup de lenteur dans ses réponses ;* il ne présentait, d'ailleurs, aucun autre symptôme qu'*une grande difficulté pour articuler les mots* et aussi pour réunir ses idées...

Le second jour, à la visite du matin, coma profond, résolution des membres...

« A l'autopsie, nous trouvâmes un ramollissement chronique de deux à trois pouces dans les *deux lobes antérieurs du cerveau et un caillot sanguin au centre du lobule droit* (2) ».

Seizième observation. — *Ramollissement de la région sus-orbitaire du lobule antérieur droit du cerveau ; abolition totale de*

---

(1) A la suite de cette observation, l'auteur se livre à de longues réflexions que nous ne croyons pas devoir discuter ici. Nous noterons seulement que, d'après M. Haspel, M. le professeur Otto, de Copenhague, aurait fait des recherches qui confirmeraient celles que nous avons publiées nous-même sur le rôle que jouent les lobes antérieurs du cerveau dans l'acte de la parole.

(2) L'auteur ajoute : « Nous prîmes des renseignements au régiment, et on nous répondit que cet homme passait pour fou. C'était un ancien militaire qui avait été longtemps dans les compagnies de di-cipline et qui avait d'ailleurs une conduite peu régulière. On supposait généralement, et l'aide-major, M. Isnard, partageait cette opinion, *qu'il simulait la folie.* » On dut être bien détrompé après l'examen cadavérique.

la parole. — « Le 26 octobre 1837, le nommé Faure, tomba de la hauteur d'un premier étage, on ne sait sur quelle partie du corps. Il fut immédiatement transporté à l'hôtel-dieu de Marseille, où M. Serrier était interne. Voici les symptômes qu'il présenta : agitation extrême (on est obligé de placer un infirmier auprès de lui pour le maintenir); fracture de la clavicule gauche et de la cinquième côte du même côté ; ecchymose à l'œil droit; plaie à la partie postérieure de la tête; hémorrhagie considérable par l'oreille gauche ; *conservation de l'intelligence (le malade répond par signes, très clairement, aux questions qu'on lui adresse). La sensibilité et le mouvement sont conservés ;* LA PAROLE EST TOTALEMENT ABOLIE; LE BLESSÉ NE PEUT ARTICULER.

Le pouls est fort, plein et fréquent, le visage rouge et animé (*saignée de 500 grammes.*)

La mort a lieu vingt heures après l'accident, et à l'ouverture du corps, on trouve *une contusion qui occupe toute la portion du lobule antérieur droit qui appuie sur la voûte orbitaire. La substance cérébrale était réduite en bouillie, broyée, à la profondeur de deux lignes environ,* et la forme de la portion du cerveau contuse était tellement circulaire, qu'elle semblait avoir été faite à l'emporte-pièce (1). »

Dix-septième observation. — *Foyer apoplectique et ramollissement crémeux dans un des lobules antérieurs du cerveau. Taciturnité, réponses difficiles ou nulles.* — Une fille de dix-sept ans fut admise dans notre service, le 25 mai 1847, atteinte depuis quatre jours d'une *fièvre typhoïde,* offrant déjà un haut degré de gravité. Cependant, grâce à un traitement *suffisamment* énergique, la convalescence commençait à se déclarer. Une rechute survint, et la malade succomba au bout de deux mois de maladie. Nous avions remarqué dans les derniers jours, que la *malade était devenue taciturne, et ne répondait que très difficilement, ou même ne répondait pas aux questions que nous lui adressions à la visite.* Mais, comme la malade était dans un état de prostration considérable, et qu'il s'était manifesté quelque temps auparavant des acci-

(1) Recueillie par M. Serrier.

dents cérébraux , cette *lésion de la parole et une sorte d'éton-nement qui l'accompagnait* ne fixèrent pas assez notre atten-tion, et ne nous firent pas diagnostiquer quelque affection locale du cerveau. La langue était libre, la déglutition facile, et il n'existait de paralysie ni à la face ni dans les membres.

A l'ouverture du cadavre, nous ne fûmes pas médiocrement surpris de rencontrer un *épanchement de sang coagulé , avec ramollissement crémeux de la substance cérébrale environ-nante dans l'un des lobules antérieurs du cerveau.*

Dix-huitième observation. — Tumeur fongueuse de la dure-mère , du volume d'un œuf de poule , à la région externe d'un des lobules antérieurs du cerveau , qu'elle a déprimé ; ramollis-sement de la substance grise de la portion du cerveau correspon-dante à la tumeur. — Embarras , lenteur , hésitation dans l'ar-ticulation des sons , avec conservation de l'intelligence des questions. — Une femme d'environ quarante-cinq ans fut ad-mise, en décembre 1846, à ma Clinique (salle Sainte-Made-leine , n° 14); elle portait une énorme tumeur dans l'abdo-men, ce qui donnait à cette cavité le volume et la forme qu'elle offre dans l'état de grossesse parvenue à son terme (1).

Je n'insisterai pas sur divers phénomènes et accidents qui survinrent pendant le séjour de la malade à l'hôpital, et à la suite desquels elle finit par succomber. Je ne veux que signaler ici les particularités que nous offrit cette femme sous le rapport de la parole.

Depuis le moment de son entrée jusqu'au jour de sa mort, nous fûmes frappés, en l'interrogeant chaque matin, de la *lenteur et de l'embarras de ses réponses ; elle ne commençait sa réponse qu'assez longtemps après la demande , semblait chercher les mots , et ne les prononçait qu'avec une sorte de paresse , mais en les articulant distinctement.* Cette manière de ré-pondre nous impatientait quelquefois, et à une époque où depuis plusieurs jours elle disait éprouver des douleurs comme pour accoucher, et faisait des efforts en conséquence, il nous arriva de lui dire qu'il faudrait arracher ses paroles avec un forceps comme le fœtus lui-même.

(1) Des raisons qu'il serait inutile de développer ici firent même croire que cette femme était enceinte.

Il y avait dans l'expression de la physionomie quelques signes de lenteur et de lourdeur intellectuelles. D'ailleurs , les muscles du visage, ceux de la langue , du larynx, comme les muscles des membres , conservaient toute la liberté de leurs mouvements.

La malade ne se plaignait nullement du côté de la tête, et il ne nous vint point à la pensée que *l'embarras de la parole* signalé tout à l'heure, pût se rattacher à quelque lésion *organique* grave du *cerveau*. Notre attention était fixée sur des accidents d'un autre ordre. Cette malade succomba le 9 janvier 1847.

A l'*autopsie cadavérique*, pratiquée avec le plus grand soin, on ne fut pas médiocrement surpris de trouver une tumeur fongueuse de la dure-mère , développée dans la région de la partie externe d'un des lobules antérieurs du cerveau, avec laquelle elle avait contracté d'intimes et anciennes adhérences. Cette tumeur , du volume d'un œuf de poule , déprimée sur ses faces , avait déterminé une dépression dans la partie indiquée du lobule antérieur , dont la substance grise était ramollie de manière à n'offrir que la consistance d'une pulpe ou d'une bouillie rougeâtre ; l'extrémité même du lobule était intacte. La substance grise des circonvolutions externes, en rapport immédiat avec la tumeur , était seule ramollie.

Dix-neuvième observation.—*Altération de la région sus-orbitaire des lobules antérieurs du cerveau (adhérences intimes, etc.). Grave lésion de la parole avec conservation de l'intelligence.*

Le 20 février 1846, M. le professeur Sédillot eut la bonté de m'adresser le fait suivant , qui lui paraissait, dit-il, *susceptible d'ajouter aux preuves sur lesquelles j'avais basé ma doctrine de la localisation de l'organe* qui préside au langage articulé.

Un officier de la légion étrangère fut blessé , en Espagne (1837), d'un coup de feu à la tête, avec fracture d'une portion du frontal et du coronal du côté gauche. Une hémiplégie presque complète de tout le côté droit du corps fut la suite de cette blessure. (Les usages du membre supérieur furent perdus, ceux du membre inférieur très affaiblis, le malade ne pouvant marcher qu'avec peine, appuyé sur une canne). La vue, l'audition, le goût et l'odorat étaient remarquablement altérés du même côté, et, depuis l'époque de l'accident, le *blessé avait perdu la faculté de s'exprimer librement, soit en français, soit en allemand* (sa langue maternelle), *il trouvait difficilement les mots, formait péniblement ses phrases, et hésitait à chaque moment* (1). Le blessé avait autant de difficulté à écrire qu'à parler (2).

M. Sédillot ne vit le malade qu'au mois de novembre 1846, neuf ans après la blessure. Alors, des accidents épileptiformes s'étaient ajoutés aux symptômes indiqués. A la suite des accidents épileptiformes, la parole se perdait pendant plusieurs jours, quelquefois même pendant quinze jours ou un mois ; puis le malade pouvait prononcer quelques mots, d'abord en flamand, ensuite en français. Les facultés intellectuelles étaient diminuées.

Sur l'instance d'un grand nombre de médecins, M. Sédillot fit deux applications successives de trépan (l'une le 20 novembre 1846, l'autre le 23 décembre suivant). Ainsi que l'avait prévu M. Sédillot, on ne rencontra aucun corps étranger et aucune amélioration n'eut lieu. Le malade se désespérait de l'inutilité de l'opération, et voulut même se jeter par la fenêtre.

Le 18 janvier 1847, il tomba dans un état comateux, et succomba le 24, étant depuis deux jours privé de connaissance.

Autopsie cadavérique (3). — En détachant d'avant en arrière le cerveau de la base du crâne, on trouva *des adhérences intimes de la substance médullaire à la dure-mère située au-dessus des parois orbitaires et s'enfonçant en forme de cul-de-sac dans*

---

(1) M. Sédillot note que les idées étaient confuses, semblaient s'évanouir par moment, quoique les volontés restassent fortes et suivies.

(2) Cette difficulté s'expliquerait assez naturellement ici par *la perte des usages du membre supérieur droit*, telle qu'elle a été signalée plus haut.

(3) M. Sédillot a cru devoir se borner à décrire *les altérations qui se*

leur épaisseur. Ces adhérences étaient telles qu'une petite quantité de substance cérébrale resta accolée à la membrane. Une dissection attentive montra la dure-mère unie à une pelote graisseuse, communiquant avec la cavité orbitaire des deux côtes à la faveur d'une grave altération des os (1).

Vingtième observation (2). — *Foyer hémorrhagique dans le lobe antérieur droit du cerveau; hésitation, embarras considérable de la parole avec conservation de l'intelligence des questions.* — Un cocher, âgé de quarante sept ans, fut admis à l'hôpital Necker (service de M. Hervez de Chégoin), le 17 novembre 1846. Deux mois avant son entrée, il avait éprouvé un étourdissement subit, qui l'obligea de rentrer chez lui et de suspendre ses occupations et d'entrer une première fois à l'hôpital (on manque de renseignements précis sur ce qui se passa pendant ce premier séjour à l'hôpital).

Au moment de l'entrée à l'hôpital Cochin, M. Chevallier observa les symptômes suivants : *Lorsqu'on faisait parler le malade, on s'apercevait qu'il s'arrêtait parfois comme pour chercher un mot, se fâchant contre lui-même quand il ne le trouvait pas, et employant alors une périphrase, s'il pouvait en trouver une convenable, ce qui lui était assez difficile ; il avait oublié une partie des mots substantifs :* demandant un jour à M. Chevallier comment il fallait panser un *séton* qu'il portait, *il ne put jamais trouver le mot propre.* Cependant le malade conservait toute son intelligence. Le traits du visage n'étaient nul

---

rapportent à la localisation de la faculté du langage. Je regrette de ne pas posséder les autres détails de l'autopsie cadavérique. (Le chef de clinique de M. Sédillot a recueilli l'observation très détaillée, et notre honorable collègue s'empresserait, au besoin, de nous l'adresser.)

(1) Je mets sous les yeux de l'Académie la pièce osseuse que M. Sédillot a bien voulu m'envoyer. Elle offre, comme le dit notre confrère, une altération des plus rares et des plus curieuses, altération qui affecte précisément la partie de l'os correspondante à la région du cerveau où l'organe du langage a été localisé par Gall.

(3) Observation recueillie par M. Chevallier, un de mes anciens élèves externes, actuellement (1848) interne à Bicêtre, et dont l'excellent esprit observateur m'est bien connu.

lement dérangés, les mouvements de la langue étaient parfaitement libres. Aucune partie du corps n'offrait de paralysie soit du mouvement, soit de la sensibilité.

L'état du malade était resté sensiblement le même, lorsque le huitième jour après son entrée, il fut pris d'un léger délire et mourut dans la journée.

Autopsie cadavérique. — On remarque à la partie postérieure supérieure externe du lobe antérieur droit du cerveau un aplatissement assez prononcé des circonvolutions. *Le lobe antérieur, incisé, offre un foyer, rempli, à sa partie antérieure, de sang coagulé,* et tapissé, à sa partie postérieure, qui correspondait à l'aplatissement des circonvolutions, d'une membrane mince, grisâtre, tomenteuse. Le foyer se dirigeait obliquement en avant et en bas, et occupait presque toute la substance blanche du lobe indiqué (il s'arrêtait à un centimètre environ de l'extrémité antérieure de ce lobe). La substance grise n'était altérée que dans le point correspondant à l'aplatissement des circonvolutions. Aucune trace de ramollissement sur les parois. On remarquait un léger *piqueté* un peu en arrière et en bas. Nulle lésion des corps striés, ni des couches optiques, non plus que d'aucune autre partie.

Pas de sérosité notable dans les ventricules; il en existe un peu dans la cavité de l'arachnoïde avec une légère infiltration du tissu cellulaire sous-arachnoïdien, mais sans injection marquée des méninges. La pie-mère se détache facilement. Un peu de matière purulente infiltrée dans l'étendue de trois lignes carrées environ, sur la partie postérieure du cervelet.

Vingt et unième observation. — *Plaie contuse de la région temporale gauche et inflammation consécutive du temporal et du frontal, des lobes antérieurs du cerveau et des méninges correspondantes ; abcès siégeant dans l'épaisseur des lobes antérieurs du cerveau. Embarras, puis abolition complète de la parole ; conservation de l'intelligence, de la sensibilité et de la motilité* (1). — La nommée L..., âgée de cinquante-cinq ans, est entrée le 2 août 1847 à l'Hôtel-Dieu, salle Saint-Paul, 27.

____

(1) Observation recueillie dans le service de M. le professeur Blandin,

Cette femme, d'un tempérament nerveux, d'une constitution très affaiblie, n'est plus réglée depuis cinq ans. Depuis cette époque elle est sujette à des étourdissements qu'elle attribue à *des coups de sang*. Elle dit être très malheureuse ; elle manque souvent de pain ; elle assure n'être pas habituée à s'enivrer. Malgré son état de faiblesse et de souffrances, elle travaille de son état de couturière.

Elle raconte que, dans la soirée, elle a eu un étourdissement et qu'elle est tombée sur le *bord tranchant* d'une marche d'escalier ; elle aurait perdu connaissance au moment de la chute et elle ne peut donner aucun renseignement précis sur cet accident ; elle aurait perdu une grande quantité de sang par une plaie contuse que l'on constate dans la région temporale gauche. Cette plaie s'étend de l'apophyse orbitaire externe dans la région temporale, limitée en avant par la crête saillante de l'os frontal ; elle offre les diamètres suivants : verticalement 4 centimètres ; transversalement 3 centimètres. Les bords sont inégaux, contus, et le fond est d'un rouge vif ; dans certains points, la fibre muscu laire est à nu et elle se montre au-dessous des lambeaux d'aponévrose déchirée. Le bord adhérent de la paupière supérieure est le siége d'une ecchymose qui se propage dans la région frontale ; en dehors de l'orbite, au niveau de l'arcade zygomatique, on observe aussi plusieurs taches brunâtres , ecchymotiques.

La malade dit souffrir de la tête, sans préciser le siége de la douleur ; l'intelligence est nette ; on ne constate aucun trouble de la sensibilité et de la motilité. Elle répond aux questions qu'on lui adresse et parle longuement de sa misère.

Le pouls est à 76-80, très petit, filiforme. La température de la peau est comme à l'état normal.

A part de la constipation, cette malade ne présente aucun phénomène important à noter.

Pendant plusieurs jours, la plaie pansée avec un linge cératé était le siége d'un suintement assez abondant de pus mal

par M. Jul. Macquet, interne lauréat de la Faculté et des hôpitaux , et l'un des élèves qui cultivent avec le plus de succès l'art si difficile d'observer avec *exactitude*.

lié, coloré par du sang ; il n'y avait pas de réaction fébrile. Huit jours après l'entrée, la sécrétion purulente diminua, le fond de la plaie devint grisâtre, et on apprit que, dans la nuit, la malade avait eu un peu de délire ; on n'avait pas été obligé de lui mettre la camisole ; elle parlait seulement beaucoup et poussait des cris plaintifs.

11 août. A la visite, les pommettes sont très injectées ; la langue est très sèche ; il n'y a pas eu de vomissement, le ventre est souple, non douloureux à la pression, pas de dévoiement.

Pouls 116, 120, plus développé qu'à l'entrée ; régulier.

La peau est chaude, très sèche.

La malade fait attendre ses réponses ; elle semble chercher ses mots ; son intelligence est nette ; on n'observe aucun trouble de la motilité et de la sensibilité. La malade accuse une vive douleur dans la région frontale.

Les jours suivants, le même état persiste ; *les réponses deviennent de plus en plus lentes et brèves.* Le 18 août, elle répond par *oui* et par *non,* et le 19, *la parole est complétement abolie. Lorsqu'on interroge cette malade, elle regarde fixement ; elle semble réfléchir, et elle finit par répondre par des signes de tête.* Comme les jours précédents, on n'observe aucun trouble de la sensibilité ni de la motilité ; les yeux ne sont pas déviés ; les pupilles se contractent à la lumière. Les mouvements des lèvres, de la langue, du larynx, sont conservés ; la déglutition est facile et l'on ne constate aucun phénomène de paralysie.

La seule lésion fonctionnelle était, d'après l'examen le plus attentif, *l'abolition de la parole.*

23 août. Cette malade succomba sans avoir recouvré la parole. La plaie n'avait été le siége d'aucun travail de cicatrisation ; le 19, M. Blandin avait extrait une portion d'os nécrosé appartenant au bord orbitaire du frontal.

A l'autopsie, on constata une injection très vive du temporal et du frontal dans les points correspondants à la plaie ; le tissu de l'os était très friable et il n'existait aucune trace de pus dans son épaisseur ; près de l'apophyse orbitaire externe du frontal, il existe une surface rugueuse d'où s'est détachée

l'esquille enlevée par M. Blandin ; le périoste se détache facilement de la surface de l'os.

L'arachnoïde et la pie-mère adhèrent aux circonvolutions
cérébrales, *à la surface convexe du tiers antérieur des deux
lobes cérébraux ;* elles sont très injectées et sensiblement épais-
sies. Par des tractions, on détache avec ces membranes des
portions de substance grise. La substance grise est plus ramollie et plus injectée *à la périphérie des lobes antérieurs que
dans les autres points du cerveau.* En enlevant par une incision
horizontale une tranche mince de substance cérébrale, on
découvre dans l'*épaisseur des deux lobes antérieurs deux foyers
contenant du pus crémeux bien lié ;* à gauche, le foyer peut
contenir un œuf de pigeon, et sa cavité est creusée surtout
dans l'épaisseur de l'extrémité antérieure du lobe cérébral :
dans ce point la paroi du foyer a environ 2 millimètres d'é-
paisseur ; à droite, le foyer peut contenir une noisette et
existe dans l'épaisseur de la circonvolution la plus antérieure
du lobe antérieur. Les parois de ces foyers sont formées par
de la substance cérébrale ramollie ; le reste du cerveau et le
cervelet examinés avec soin n'ont offert aucune lésion. (Les
corps striés étaient sains.)

*Vingt-deuxième observation.—Ramollissement, érosions des
deux lobules antérieurs du cerveau, surtout à leur face inférieure et à la région la plus antérieure de leur face convexe.
—Embarras, puis abolition complète de la parole avec conservation de l'intelligence des questions.* — Gabriel Saindo, me-
nuisier, âgé de trente et un ans, était malade depuis un mois,
lorsque ses deux frères le conduisirent à la Clinique, le 16
juin 1840 (il fut placé au n° 14 de la salle Saint-Jean-de-
Dieu). Voici le résultat de l'interrogatoire auquel il fut alors
soumis par M. Andry, chef de clinique : « il se plaint d'abord
de ses pieds, mais ceux-ci, examinés avec soin, n'offrent rien
de particulier, non plus que les autres parties des membres
inférieurs. qui paraissent avoir conservé leur motilité, leur
sensibilité et leur longueur normales. Interrogé sur le motif
qui l'amène à l'hôpital, il répond à plusieurs reprises, qu'il
y vient pour être purgé. *Ces réponses sont faites les unes en
bégayant et avec une sorte de brusquerie, les autres avec calme*

et sans bégayer. **Bref, il n'est bientôt plus permis de douter qu'il n'y ait dans les idées de ce malade un désordre bien réel. On finit cependant par apprendre de lui** qu'*il y a environ un mois, il a fait une chute sur les pieds du haut d'une échelle,* **qu'il est resté sans connaissance pendant deux heures et que depuis il a constamment souffert de la tête (1).** *Le peu de suite dans ses idées* **obligeant de renoncer à l'interroger sur ses antécédents, on se contenta de constater l'état suivant : visage peu animé, calme, sans expression de souffrance ou d'hébétude bien marquée ; persistance de la céphalalgie, étourdissements tels qu'il n'aurait pu, dit-il, venir à pied à l'hôpital, s'il n'eût été soutenu par ses frères, qui lui donnaient le bras ; pupilles plutôt resserrées que dilatées, bien sensibles à l'action de la lumière ; regards un peu fixes de temps en temps et comme abattus ; pouls à 64-68, régulier ; rien de notable du côté des organes de la poitrine et de l'abdomen (** *on prescrit une saignée de trois palettes* **). Après la saignée, le malade paraît disposé à l'agitation ; il se met sur son séant et à plusieurs reprises, il veut** *défaire* **le bandage placé autour du bras saigné.**

17 *juin.* **Examiné et interrogé par moi, en présence des élèves de la Clinique, le malade était dans l'état suivant :** *La parole continue d'être embarrassée, ce qui tient au trouble de l'influence cérébrale, et non à la lésion des mouvements de la langue et des lèvres, lesquels sont tout à fait libres ; le malade présente un étonnement idiotique et paraît impressionné par les personnes qui l'environnent ; il ne peut donner aucun détail sur ce qui s'est passé depuis sa chute, laquelle est d'ailleurs bien présente à sa mémoire. Aussitôt qu'il a dit quelques mots, il s'arrête et regarde d'un air stupide ;* **il ne se plaint pas aujourd'hui de céphalalgie : pupilles égales, un peu dilatées en ce moment ;** *aucune paralysie des membres,* **soit sous le rapport du mouvement, soit sous le rapport du sentiment ; le malade dit bien dormir et avoir mangé depuis son accident comme à son ordinaire ; selles et urines volontaires ; ventre souple, langue humide, rosée, nette ; peau**

(1) Le malade n'avait été soumis aux soins d'aucun médecin.

fraîche ; pouls calme, à 72 , régulier. — Le caillot de la saignée est sans couenne et d'une faible consistance.

Je fis écrire sur la feuille d'observation le diagnostic que voici : *Probabilité d'un travail de ramollissement dans les lobes cérébraux*, DANS LA PARTIE ANTÉRIEURE SURTOUT, en ajoutant : *Antécédents douteux*.

PRESCRIPTION. 24 *sangsues aux apophyses mastoïdes; compr. vinaig. sur le front; vésic. moll. ; lav. lax., solut. sir. tartar.*

18. Le malade *bégaye et bredouille* toujours et dit, avec un *sourire hébété*, qu'il a été toute la nuit à la selle, bien qu'il n'y ait été que deux fois (une fois il a rendu ses excréments au milieu de la salle); peau fraîche, pouls à 68 -72 (*Lavements huil.; bouill. sulf. de soude ; soupe aux herbes*).

19-20 *juin*. Le malade a rendu ses excréments au milieu de la salle; *intelligence obtuse*.

23-24. Le malade a voulu se lever, et il a fallu l'attacher ; le pouls est monté à 108 le 24.

26. Langue rouge, sèche; cependant le pouls est tombe à 84 88.

27-28. L'agitation oblige d'employer le gilet de force ; le pouls est resté à 84; aucune paralysie des membres (on étend difficilement les membres supérieurs) ; le malade tire facilement la langue, la porte dans tous les sens à volonté ; *mais il ne peut plus répondre, et encore avec peine, que par les mots* OUI *et* NON; l'aspect idiotique du visage est plus marqué.

29. Un peu moins de roideur dans les membres supérieurs; le malade *prononce quelques mots en bredouillant;* même aspect idiotique et même regard hébété; pouls à 84 ; langue d'un rouge cramoisi à sa circonférence.

30. *Même embarras de la parole, même bredouillement,* même aspect idiotique de la face; pouls à 80-84.

1er *juillet. Parole et intelligence de plus en plus profondément lésées: lorsque le malade veut répondre à quelques questions, on le voit agiter les lèvres, marmoter quelques sons, sans articuler distinctement aucune syllabe.* Le visage, de plus en plus immobile, porte l'empreinte de l'imbécilité (quand on lui parle de sa femme, de ses frères, *il ne répond pas,* ferme les yeux et son visage exprime une indifférence complète); affaiblissement et prostration sans paralysie aucune; langue rouge; selles et urines rendues dans le lit.

2 *juillet.* Interrogé à plusieurs reprises, le malade regarde toujours d'un air fixe et stupide *sans pouvoir articuler un seul mot, bien qu'il fasse quelques mouvements des lèvres comme pour parler;* il continue à montrer la langue quand on l'y invite, mais oublie quelquefois de la retirer et la retire lentement (elle est d'un rouge de feu et sèche, ainsi que les dents et les lèvres); haleine fétide; respiration lente, entrecoupée de soupirs; tremblotement et secousses convulsives dans les doigts; peau chaude; pouls à 104-108, petit; le malade continue à aller sous lui.

Je fais ajouter au diagnostic: *Symptômes de méningite,* maladie à laquelle le malade succomba quatre jours plus tard, sans avoir recouvré un seul instant la parole (1).

Autopsie cadavérique vingt-quatre heures après la mort; *examen de la tête et des centres nerveux.* Les parties molles qui recouvrent le crâne n'offrent aucune trace de contusion; mais *sur la moitié gauche du coronal* on observe une ecchymose de la grandeur d'un ongle (sa largeur est d'un centimètre et demi sur un centimètre de longueur), trace de la chute que le malade avait faite un mois avant son entrée.

(1) Voici, d'ailleurs, quelques détails sur les quatre derniers jours :

3 *juillet.* État habituel de demi-assoupissement; respiration un peu stertoreuse; mélange de rigidité et de résolution des membres supérieurs avec quelques secousses dans les tendons; pouls à 112-116, petit, non redoublé; yeux renversés en haut; lèvres, dents et langue fuligineuses (le malade, après avoir montré la langue, l'oublie entre ses dents); *pas de parole;* face *hippocratisée;* point de gargouillement ni de taches typhoïdes; urines toujours rendues sous le malade (*Sol. sir. gros., lim. citr., compr. vinaig. sur le front; Bouill. coup.*).

4. — Le malade montre sa langue quand on l'y invite, mais sans pouvoir la tirer hors de la bouche, tant elle est sèche, collante, racornie en même temps que fuligineuse; yeux fixes, se portant seulement par moment de droite à gauche; les membres supérieurs soulevés et abandonnés à leur propre poids tombent comme des corps inertes; (cependant quand on découvre le malade, il se sert de ses bras pour se recouvrir et les contracte avec assez de force); respiration moins stertoreuse:

Les enveloppes du cerveau et le cerveau lui-même sont généralement injectés et humides de sérosité (la pie-mère en est infiltrée), et trois bonnes cuillerées du même liquide se rencontrent à la base du crâne.

Les méninges furent enlevées avec une extrême précaution, pour ne pas altérer les circonvolutions sous-jacentes. Malgré cette précaution, on ne put, *dans la région des lobules antérieurs*, particulièrement *tout à fait en avant et à la face inférieure du droit*, détacher la pie-mère sans enlever en même temps et déchirer la substance grise ramollie à laquelle elle adhérait (dans les intervalles des points ramollis et des érosions, qui seront décrits plus loin, les circonvolutions offraient leur couleur, leur poli et leur densité ordinaires).

Après avoir été ainsi dénudé de ses membranes, le cerveau, *dans son tiers antérieur, et surtout à la partie inférieure*, offrait un aspect chagriné, provenant, en partie du moins, du détachement et du déchirement d'une portion de la substance grise, accident qu'on ne put éviter en séparant les membranes des circonvolutions auxquelles elles adhéraient. Le nombre des érosions ou solutions de continuité était de 25 à 30; elles étaient profondes ou superficielles. Les premières, faites comme avec un emporte-pièce, arrondies, avaient de deux à cinq et même six lignes de diamètre, et une demi-ligne à une ligne de profondeur (1). Les érosions et les foyers de ramollissement étaient plus multipliés du

pouls à 108 ; quand on pince fortement le malade, il exprime la douleur par un soupir et une légère contraction des traits, mais sans proférer un seul mot.

5. — Pouls à 124 ; assoupissement plus profond ; tête renversée en arrière ; yeux larmoyants, injectés ; résolution générale et *sterteur* bruyante.

6. — Face tout à fait cadavérisée et résolution complète des membres ; persistance du râle stertoreux ; yeux à demi ouverts, le gauche plus injecté que le droit, avec sécrétion d'un mucus puriforme abondant ; pouls à 120-124 ; mort dans la journée.

(1) J'ai noté sur la feuille d'observation, que je copie, que « *ces érosions étaient parfaitement évidentes et qu'elles ont frappé immédiatement les regards des assistants.* »

côté droit que du côté gauche. C'était particulièrement tout à fait *à la partie la plus antérieure et à la base ou plancher du lobule antérieur* de l'hémisphère droit, que la substance cérébrale était ramollie en pulpe, et en même temps plus rouge qu'à l'état normal (là précisément aussi il avait été impossible d'enlever les membranes sans entraîner avec elles une portion de la substance cérébrale); les érosions et le ramollissement s'étendaient, de ce côté, jusqu'à la scissure de Sylvius. Du côté gauche, on n'observait pas de ramollissement bien notable dans cette même scissure de Sylvius, mais *la partie la plus antérieure était d'une mollesse plus que diffluente*. Dans tous les points correspondants aux centres de ramollissement et aux petites *ulcérations*, on remarquait une rougeur qui tranchait avec la teinte grise des autres portions.

La partie *postérieure* des hémisphères cérébraux ne présente ni de ramollissement, ni des ulcérations comme le tiers antérieur. (Quelques autres, cependant, se voient à l'union de la moitié antérieure avec la moitié postérieure du cerveau, et elles occupent exclusivement la substance grise des circonvolutions.) On ne trouve aucune altération notable dans la substance blanche profonde du cerveau.

Les ventricules latéraux ne paraissent pas plus amples qu'à l'état normal, et ne contiennent qu'une très petite quantité de sérosité; les plexus choroïdes sont assez injectés. La voûte à trois piliers est d'une bonne consistance; les corps striés et les couches optiques sont exempts de tout ramollissement, de tout épanchement sanguin, en un mot, parfaitement sains, et il en est de même de la protubérance annulaire, de la moelle allongée et du cervelet (1).

Après avoir rapporté quelques unes des observations de MM. Rostan et Lallemand, j'ai essayé de faire ressortir l'im-

---

(1) Il n'existait aucune trace d'inflammation ou d'autre affection dans l'intestin grêle (les plaques de Peyer en particulier et les ganglions mésentériques étaient sains). Beaucoup de bile dans l'estomac et l'intestin grêle; çà et là, quelques rougeurs érythémateuses dans le gros intestin.

portance, la clarté, l'évidence de leur témoignage en faveur de l'opinion que je soutiens. Mais, il faut en convenir, aucune d'elles n'est aussi rigoureusement concluante que nos trois dernières, et spécialement celle rapportée tout à l'heure, parce qu'aucune d'elles n'est aussi riche de détails, aussi exactement circonstanciée. Ce qui fait que notre dernière observation présente ainsi toutes les conditions qui lui donnent un caractère de précision et de netteté que l'on recherche en vain dans tant d'autres, c'est que nous l'avons recueillie à une époque où notre attention était vivement fixée sur les rapports qui peuvent exister entre les lésions des lobules antérieurs du cerveau et les lésions de la faculté centrale complexe, qui préside, d'une part, à l'élément intellectuel du langage articulé, et, d'autre part, à la coordination des mouvements dont se compose la parole, élément mécanique ou dynamique sur lequel, aucun observateur, avant moi, n'avait dirigé ses recherches d'une manière directe et approfondie.

Une circonstance capitale qui distingue cette observation entre toutes les autres, c'est que, au moment de l'entrée du malade dans notre service, et lorsque la lésion de la faculté du langage articulé n'avait pas atteint le degré auquel elle parvint plus tard, je fis écrire sur la feuille de *diagnostic* que l'affection des lobes cérébraux (probablement un *travail de ramollissement*) *avait surtout son siége dans la partie antérieure*. C'est en raison même de ce diagnostic, si nouveau et si hardi pour les assistants en grand nombre qui virent le malade, que je dictai, suivant mon habitude, le bulletin journalier de la maladie, ainsi que les détails de l'autopsie cadavérique. On a vu que ces détails justifièrent, d'une manière bien satisfaisante, pour ne pas dire plus, le diagnostic écrit au lit du malade. Que répondre, je le demande à la conscience éclairée, à la bonne foi de mes adversaires, que répondre à une observation dont le témoignage est celui de l'évidence même, dont la clarté le dispute en quelque sorte à celle du soleil. En effet, voilà un malade qui, à la suite d'une chute sur le front, offre une lésion de la parole, en conservant d'ailleurs la voix, le libre mouvement de la langue.

des lèvres, ainsi que de tous les membres. Cette lésion de la parole, accompagnée d'un certain embarras intellectuel, est réellement le seul symptôme notable jusqu'au moment où éclatent des symptômes de méningite aiguë , et à l'ouverture du cadavre , la *seule* altération du cerveau *contemporaine* de cette lésion de la parole , se rencontre dans les lobules antérieurs du cerveau, dans leur partie la plus antérieure, et surtout à leur face inférieure ! En vérité, en présence d'un tel fait, fortifié de la nombreuse cohorte de ceux que j'ai déjà communiqués à l'Académie, peut-on nier la réalité du rapport dont la démonstration fait l'objet de ce Mémoire , sans saper par la base l'art ou la science du diagnostic, et, si j'ose le dire, sans nier le mouvement et la lumière elle-même?

ARTICLE TROISIÈME. — *Conclusion et résumé général.*

Dans les cas de perte complète ou de simple dérangement, de simple lésion de la parole, tenant essentiellement à une affection du cerveau proprement dit (lobes ou hémisphères cérébraux), c'est dans les lobules antérieurs de cet organe que l'affection a son siége.

Or, puisqu'il est établi, démontré par un nombre suffisant de faits bien observés : 1° que les graves altérations morbides des lobules antérieurs du cerveau produisent constamment une lésion de la parole, lésion qui peut aller jusqu'à la perte complète de cette grande et précieuse faculté ; 2° que les altérations affectant des lobules moyen ou postérieur du cerveau (les lobules antérieurs restant parfaitement sains) n'entraînent par elles-mêmes aucune lésion notable de la parole ; puisque, répétons-nous, il en est bien ainsi, on ne peut s'empêcher d'en conclure que la faculté intérieure ou cérébrale qui préside au langage articulé, a pour siége les lobules antérieurs du cerveau (1).

Le corollaire de cette proposition, en matière de dia-

(1) La face inférieure et l'extrémité antérieure des lobules antérieurs, d'après les faits que j'ai rapportés , paraissent être spécialement le siége de cette admirable faculté.

gnostic, c'est que, dans tous les cas où la parole est plus ou moins profondément lésée par l'effet *direct* d'une affection du cerveau lui-même, on est en droit de *localiser* cette affection dans les lobules antérieurs de cet organe.

Le corollaire de cette même proposition, en matière de thérapeutique, c'est que, dans tous les cas où la parole est plus ou moins profondément lésée par l'effet *direct* d'une affection du cerveau lui-même, si l'on veut appliquer des remèdes le plus près possible du siége du mal, si l'on est forcé de pratiquer une opération, celle du trépan, par exemple, pour l'extraction d'un corps étranger, etc., la région frontale de la tête est le point qu'il faut choisir, le *lieu d'élection.* — Nous avons eu le soin de bien préciser ici l'espèce de lésion de la parole dont nous nous occupons. Qu'on nous permette, à cette occasion, de rappeler ce que nous avions écrit à ce sujet dans nos *Recherches* de 1839. « Pour prévenir les équivoques, si fréquentes dans les discussions médicales, il nous importe de poser bien nettement et avec une clarté *géométrique,* les termes du problème qu'il s'agit de résoudre. La parole constitue un acte complexe auquel concourent des éléments, des facteurs ou des pouvoirs divers. Pour que ce grand acte s'accomplisse, il faut 1° des instruments particuliers pour l'articulation des sons, tels que la langue, les lèvres, etc. (ils en représentent l'agent *exécuteur,* ils sont le pouvoir *articulateur*); 2° un organe intérieur ou cérébral qui *crée, comprend* les mots représentatifs de nos idées, de nos affections, etc., les *apprend, en conserve la mémoire,* et qui *coordonne* les divers mouvements nécessaires à la prononciation des mots, des phrases, du discours, faculté qui suppose elle-même la *mémoire* de ces mouvements (voilà le *double* pouvoir qu'on pourrait appeler le pouvoir *créateur, législateur* et *coordinateur* de la parole); 3° enfin des moyens de communication ou de correspondance entre les deux pouvoirs ou agents indiqués (agent *articulateur,* pouvoir *législateur* et *coordinateur*).

Cela posé, on conçoit que la parole peut être dérangée, embarrassée, abolie, de trois manières principales : 1° par une lésion de l'appareil *intérieur* ou *cérébral* ; 2° par une lésion de l'appareil extérieur ou articulateur ; 3° par une lésion des agents de communication entre ces deux appareils (dans certains cas ces lésions diverses peuvent coexister). Or, nous n'avons ici pour objet que les troubles de la parole par suite d'une lésion, intéressant le centre nerveux qui préside à cette faculté, centre nerveux dont il s'agit de déterminer le siége, et nous supposons les cas où l'appareil *exécuteur* et l'appareil *conducteur* de la parole, jouissant de toute la plénitude de leurs fonctions, il n'en existe pas moins un trouble plus ou moins profond de la parole. »

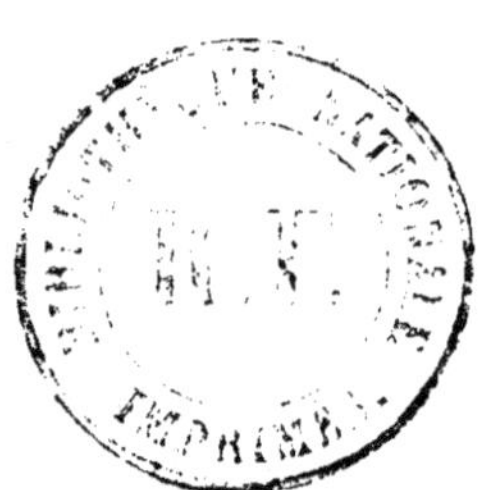